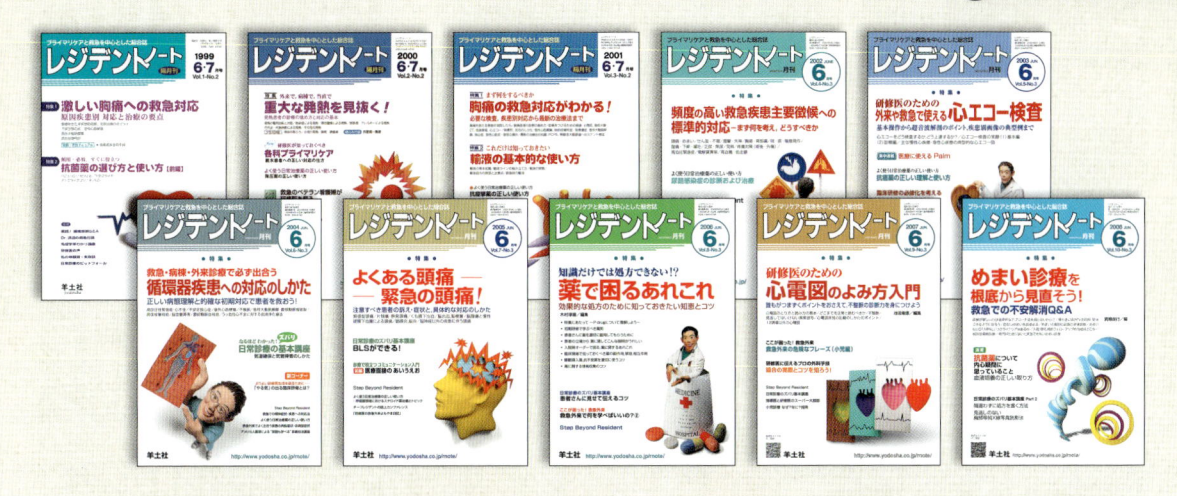

羊土社

JN171557

おかげさまで20年

レジデントノートは2018年度で
『創刊20年目』となりました.

これからも読者の皆さまに寄りそい,

「読んでてよかった！」と思っていただける内容を

お届けできるよう努めてまいります.

どうぞご期待ください！

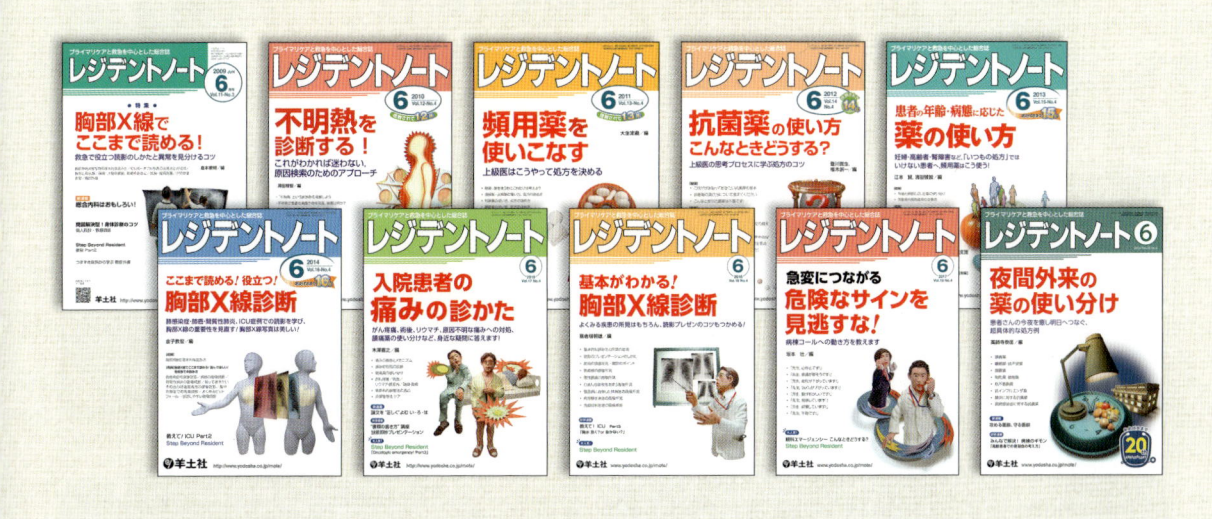

皆さまの声をお聞かせください

レジデントノートは臨床現場で日々奮闘されている読者の皆さまの声を何よりも大切にしています. 小誌のご感想や取り上げてほしい内容などがありましたら, 下記のメールアドレスへぜひお知らせください. お待ちしております. rnote@yodosha.co.jp

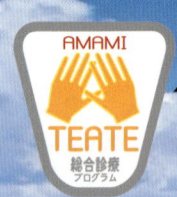 
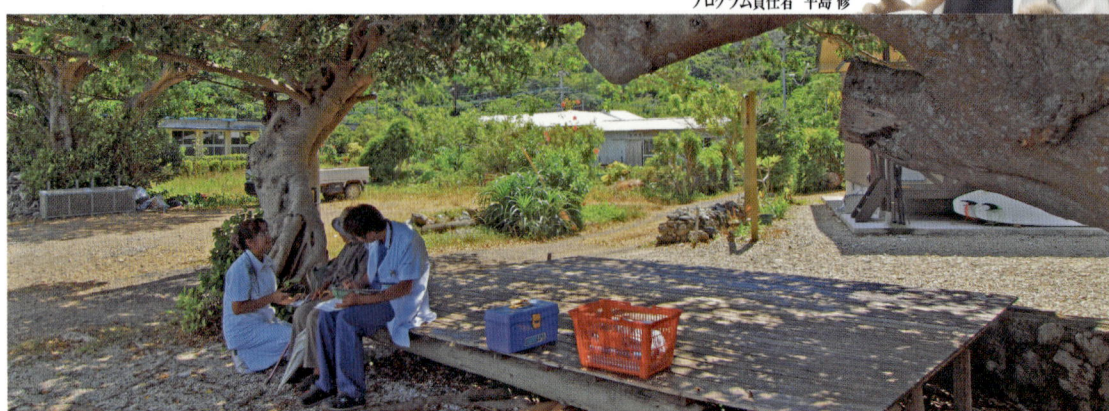

レジデントノート

contents

2018 Vol.20-No.4 **6**

特集

夜間外来の薬の使い分け

患者さんの今夜を癒し明日へつなぐ、
超具体的な処方例

編集／薬師寺泰匡（岸和田徳洲会病院 救急科）

特集にあたって	薬師寺泰匡	504
鎮痛薬の使い方，こんなときどうする？ 「痛み」を科学する？	今本俊郎	506
睡眠薬・抗不安薬の使い方と注意点 "静かな拡大"を防ぐために	坂田幹樹	513
患者さんの不安を取り除く整腸薬の使い方	石井洋介	521
自信をもてる制吐薬・鎮痙薬の使い方	川原加苗	528
知っておくべき抗不整脈薬の使いどころ	岡田信長	536
エビデンスをふまえた 抗インフルエンザ薬の使い方	安藤裕貴	543
疫学を意識した 肺炎に対する抗菌薬の使い方	福家良太	550
尿路感染症に対する抗菌薬で困らないために 知っておきたいこと	小林靖孟	557

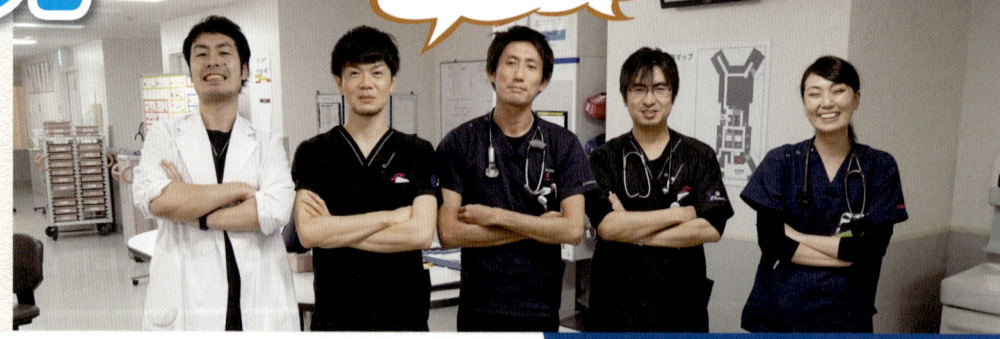

レジデントノート contents

2018 6
Vol.20-No.4

連載

■ **実践！ 画像診断Q&A**―このサインを見落とすな
▶ けいれん，意識障害で搬送された5カ月女児 …… 禅正和真，塚原紘平，中尾篤典 489
▶ 前胸部痛を主訴に来院した20歳代男性 ……………………… 北村淳史，山口哲生 491

■ 臨床検査専門医がコッソリ教える…**検査のTips！**
▶ 第15回 ホルマリン固定すればすべて診断できる？ ………………… 山下理子 569

■ **みんなで解決！ 病棟のギモン**
▶ 第27回 高齢患者での便潜血の考え方 ………………………………… 朝倉崇徳 573

■ **こんなにも面白い医学の世界** からだのトリビア教えます
▶ 第45回 春先に増える自殺について考える ……………………………… 中尾篤典 579

■ **眼科エマージェンシー** こんなときどうする？
▶ 第31回 左眼がだんだん見えなくなってきた！（病棟急変） ……… 青木崇倫 580

新連載
■ **攻める面談，守る面談**
▶ 第1回 先天的なコミュ力とは違う，医療のコミュニケーション力 … 岡村知直 583

■ エッセイ **対岸の火事、他山の石**
▶ 第201回 ゴルフが下手なわけ ………………………………………… 中島 伸 589

■ **総合診療はおもしろい！** 〜若手医師・学生による活動レポート
▶ 第57回 診療所家庭医の1日の様子 …………………………………… 堀越 健 593

特別掲載
■ 「**第1回 救急×緩和ケアセミナー**」参加報告 ……………… 松元宗一郎 595

※よく使う日常治療薬の正しい使い方はお休みさせていただきます．
※Step Beyond Resident はお休みさせていただきます．

書評/597　お知らせ/599　書店一覧/614　バックナンバー/616　増刊号/618　次号予告/619　奥付/620　広告インデックス/後付
表紙立体イラストレーション/野崎一人

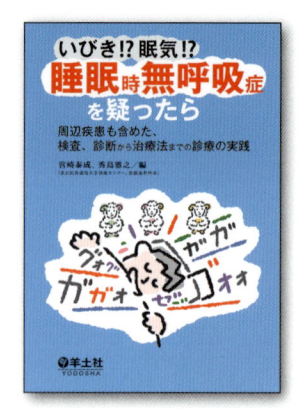

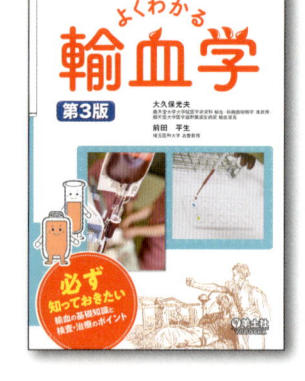
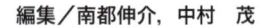
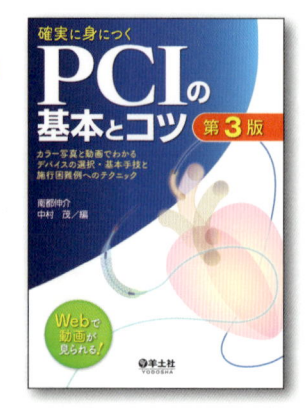

けいれん，意識障害で搬送された5カ月女児

（出題・解説）禅正和真，塚原紘平，中尾篤典

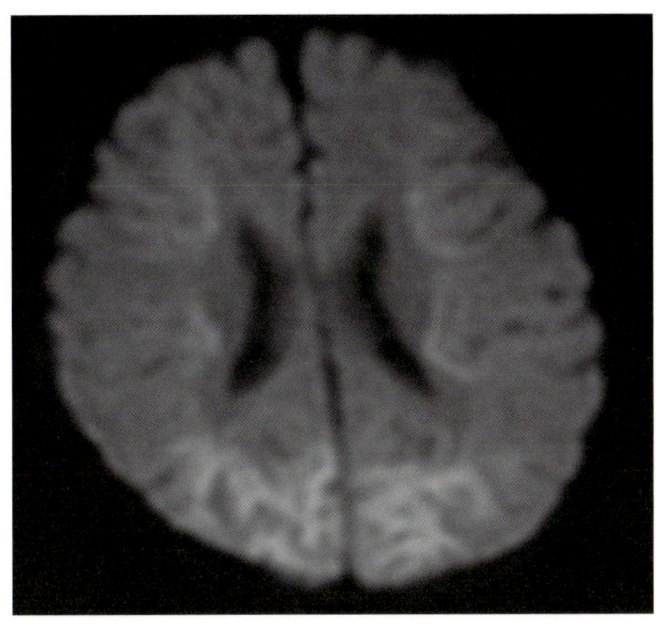

図1　頭部MRI（拡張強調）

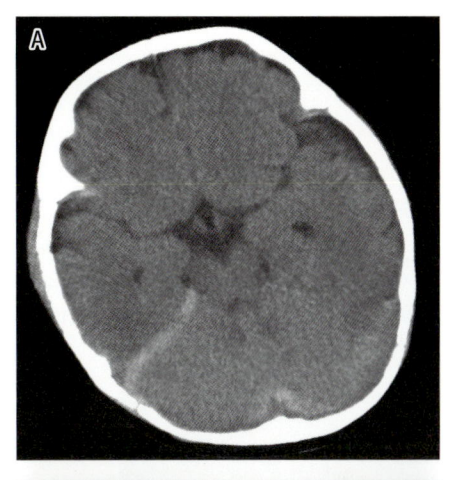

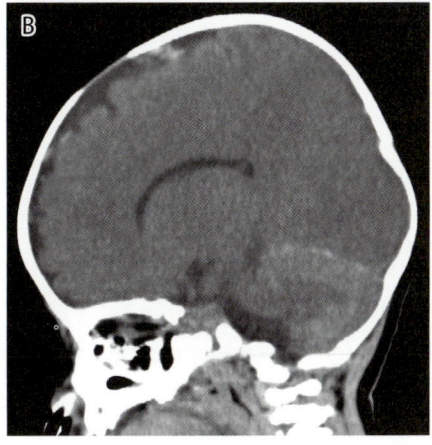

図2　頭部CT
A）体軸断，B）矢状断.

病歴

症例：5カ月，女児.

主訴：けいれん，意識障害.

現病歴：自宅で啼泣中に突然泣き止み，顔色不良となったため家族が救急要請をした．救急室搬送時，ぐったりした様子，眼球上転を認め，けいれん発作が継続していた．呼吸数40回/分，鼻カヌラ1L/分の酸素投与でSpO$_2$ 88％であり全身チアノーゼを認めた．血圧108/68 mmHg，CRT 2秒以上，GCS E2V1M1．経過中に発熱や先行感染はなし．抗けいれん薬を使用し，気管挿管を行った．

血液検査：WBC 9,750 /μL，Hb 9.4 g/dL，Plt 365 × 10^3/μL，CRP 0.22 mg/dL，PCT 0.327 ng/mL，肝機能，腎機能，凝固系に異常を認めない．脳波で全般性に高振幅徐波がみられた．

問題

頭部CT，MRIを示す（図1，2）.

Q1：画像の所見は？ 鑑別のために行うべき検査は？

Q2：診断名は？ 対応は？

Kazumasa Zensho[1], Kohei Tsukahara[2], Atsunori Nakao[2]
（1 岡山大学病院 卒後臨床研修センター，2 岡山大学 救命救急・災害医学講座）

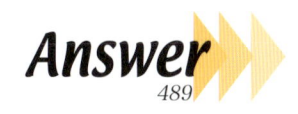

Answer
489

虐待の疑いのある乳幼児頭部外傷（abusive head trauma：AHT）

解答

A1：頭部MRI拡散強調でU-fiber病変（図1➡）および後頭部異常信号を認めた（図1◯）．頭部CTでは大脳半球間裂から円蓋部にかけて，あるいは小脳テントに沿って高吸収域が存在した（図2◯）．頭部CTの骨条件を追加，3Dによる再構成を行い読影する．急性脳症などの内因性疾患も考え，各種血液，髄液検査などを行う．

A2：虐待によるAHTを疑って詳細な病歴聴取を行い，虐待の可能性が高ければ院内虐待委員会に報告し，児童相談所へ報告する．

解説

頭部外傷によっても意識障害やけいれん，頭部MRIでbright tree appearanceを呈する場合があり，急性脳症と間違えられることがある．AHTで最も多い頭蓋内出血は硬膜下血腫であり，本症例のように大脳半球間裂から円蓋部にかけて，あるいは小脳テントに沿って存在することが知られている[1]．

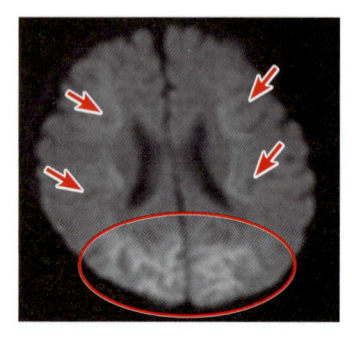

図1　頭部MRI（拡張強調）

外傷を想定していないと骨条件がデフォルトとして提示されないことも多い．この症例も骨条件で読影すると側頭部に骨折を認める（図3A➡）．3D再構成するとさらに認識しやすくなる（図3B➡）．本症例では眼底出血は認めていない．

本邦における児童虐待・ネグレクト件数は増加傾向にあり，厚生労働省によると死亡件数は年間50件前後とされる．特にAHTは死亡や重度後遺症に至る場合が多いため，決して見逃してはならない．

AHTは激しい揺さぶりや鈍的外傷による架橋静脈の破綻からなる硬膜下血腫であり，びまん性軸索損傷が二次的脳障害を引き起こす．受傷機転が明らかでない外傷は，一度は虐待を考慮した詳細な病歴聴取および身体所見や検査を施行すべきである．本症例では，後に母親からの病歴聴取でその受傷機転に一貫性を欠くことや，受傷機転を同胞の責任にするなどがみられた．

硬膜下出血，脳浮腫，眼底出血がAHTの三徴であるが，すべてが揃うわけではない．眼底出血は時間経過とともに判別が難しくなるため，できるだけ早期に確認した方がよいとされている．重症例では意識障害，けいれん，呼吸窮迫，無呼吸が典型症状である．AHTのprediction ruleがあるが，軽症例の感度は決してよくはない[2]．必ず院内虐待委員会に報告し，最終的判断を委ねることが重要である．主治医は患者家族との信頼関係構築と治療に専念できる環境づくりに努める．

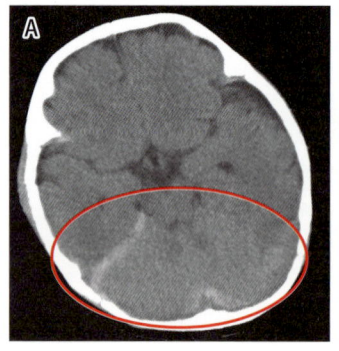
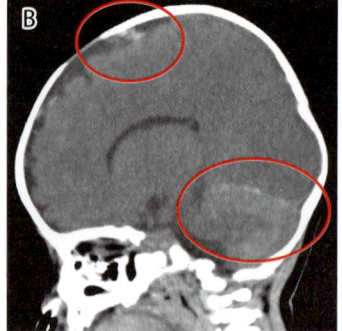

図2　頭部CT
A）体軸断，B）矢状断．

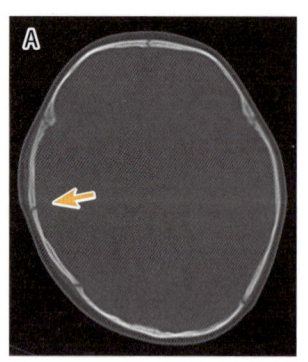
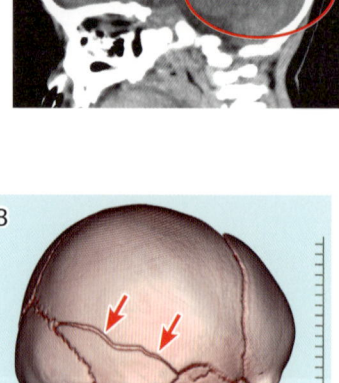

図3　頭部CT
A）骨条件体軸断，B）3DCT．

文　献

1) Girard N, et al：Neuroimaging differential diagnoses to abusive head trauma. Pediatr Radiol, 46：603-614, 2016
2) Berger RP, et al：Validation of the Pittsburgh Infant Brain Injury Score for Abusive Head Trauma. Pediatrics, 138：e20153756, 2016

本コーナーのオンライン版では画像を拡大してご覧いただけます：www.yodosha.co.jp/rnote/gazou_qa/index.html

（出題・解説）北村淳史，山口哲生

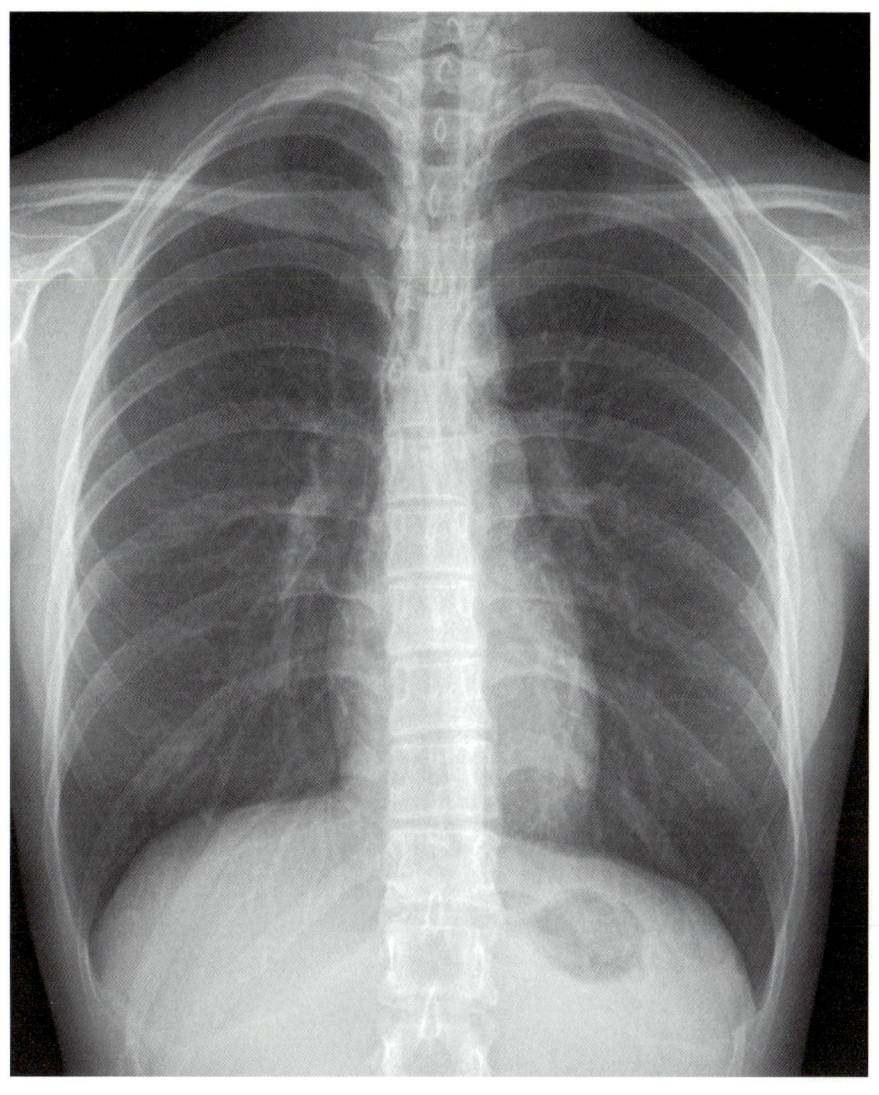

図1　来院時胸部X線写真

病歴
大声を出していきんだ後，突然前胸部に痛みが出現し，改善しないため当院の救急外来を受診した．
喫煙歴：なし．**飲酒歴**：機会飲酒．**職業**：大学生．**既往歴**：なし．
身体所見：両側頸部に握雪感あり，心雑音聴取しない．体温 37.1 ℃，血圧 107/62 mmHg，脈拍 68 回／分，呼吸数 16回／分，酸素飽和度 98 ％（room air）．

問題
Q1：画像所見はどうか（図1）？
Q2：どのような疾患を鑑別に考えて，次にどのような検査をするか？

Atsushi Kitamura[1]，Tetsuo Yamaguchi[2]（1 聖路加国際病院 呼吸器内科，2 東京メディサイトクリニック）

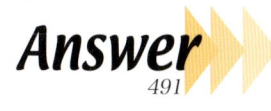
Answer

ある1年目の研修医の診断

　胸部X線写真（図1）にて縦隔内に縦走する透亮像がある．縦隔気腫を疑いCTで確認する必要がある．

解答

縦隔気腫および皮下気腫

A1：縦隔内に縦走する透亮像がある．また，透亮像は頸部でも顕著である．
A2：病歴から縦隔気腫をまず疑う．CTを撮影し診断を確定する必要がある．

解説　　両側頸部に握雪感があり，胸部X線写真（図1）にて，縦隔内（→）と頸部（→）に縦走する透亮像を認める．CT（図2，3）にて縦隔に気腫（○）を認め縦隔気腫の診断となった．気胸の合併はなく，CTにて肺野と縦隔には基礎疾患は認めず，いきんだことが原因の縦隔気腫と診断した．鎮痛薬処方にて自宅安静を指示し，2週間後には縦隔気腫の消退と自覚症状の改善を確認した．

　縦隔気腫は，大声を出した際や運動中にいきんだ際に発症することが多く，本症例のように基礎疾患のない健常人に発症することは決して稀ではない．発症機序は何らかの誘因によって肺胞内圧が上昇し肺胞が破綻した結果，漏れた空気が肺血管鞘の被膜を剥離し，肺血管に沿って肺門部に達し縦隔気腫を発症すると考えられる．一部に食道や気道の損傷が誘因となることがあり，症状が強い場合は気管支鏡検査や上部消化管内視鏡検査で損傷部位を確認することも検討する．一般的には安静により予後良好とされるが，縦隔炎を併発する場合があり，経過観察にて悪化する場合は注意が必要である．

　身体所見で両側頸部に握雪感を認めたら，それは皮下気腫であるから縦隔気腫があることを考えて胸部X線写真やCTでの検査が必要である．

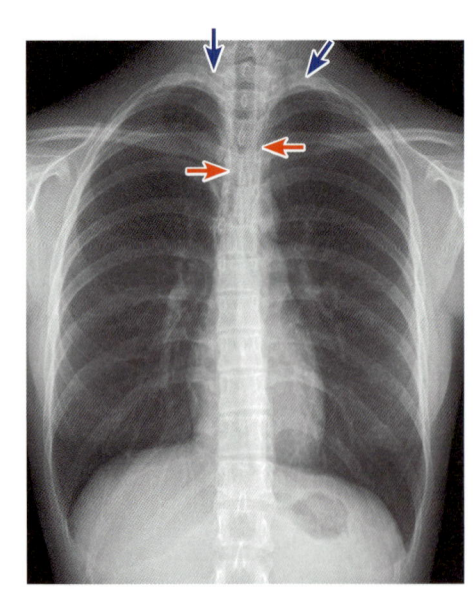

図1　来院時胸部X線写真

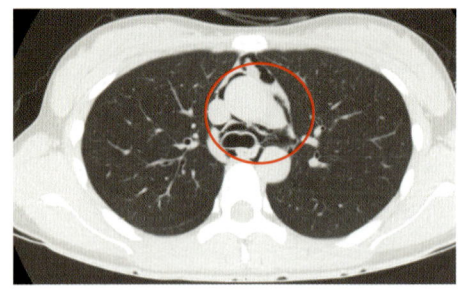

図2　胸部CT

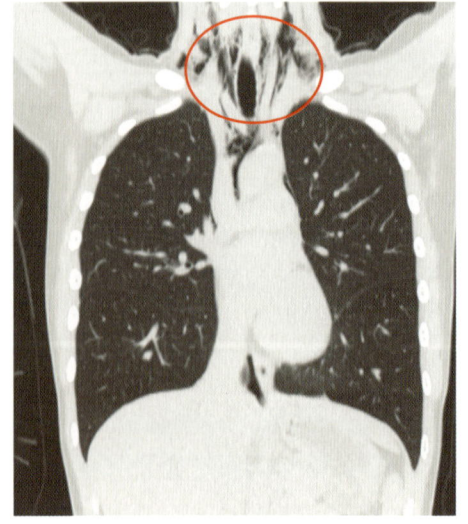

図3　胸部CT冠状断

本コーナーのオンライン版では画像を拡大してご覧いただけます：www.yodosha.co.jp/rnote/gazou_qa/index.html

日本医科大学付属病院
救急・総合診療センター
専修医・大学院生・スタッフ募集

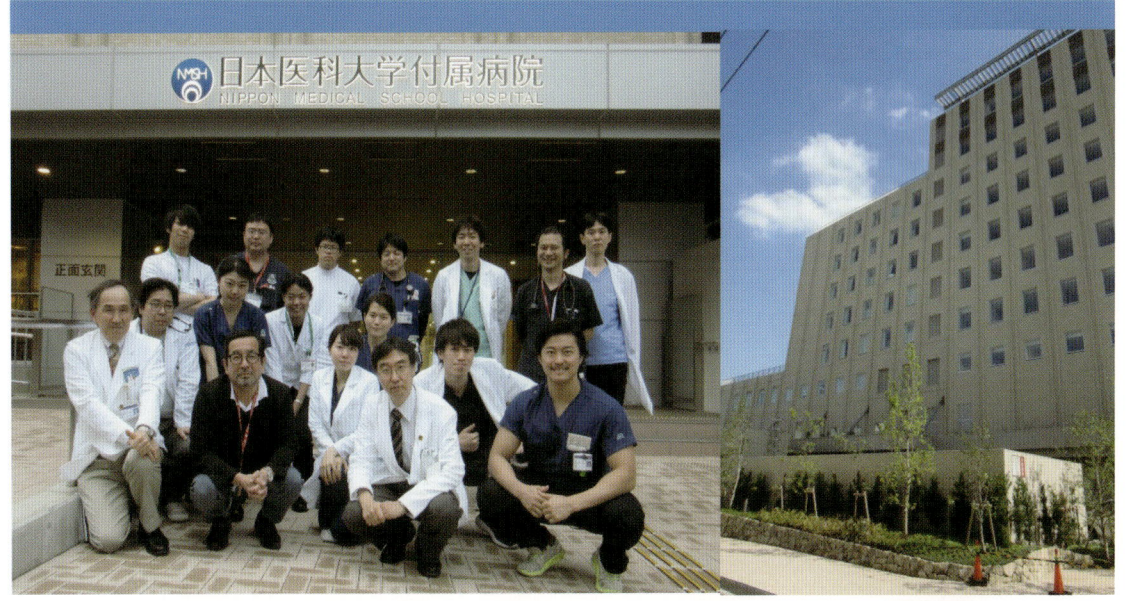

総合診療の新たな開拓と挑戦

＊多彩なバックグラウンドを持った指導医がいます。
＊内科疾患から外傷まで幅広い疾患が経験できます。
＊大学病院ならではの教育・研究に関与しています。
　総合医療・健康科学の分野でユニークな基礎・臨床研究が行えます。
＊自主性を重んじる、自由な雰囲気が特徴です。
＊地域医療連携研修施設
　亀田ファミリークリニック、さんむ医療センター、秩父病院など

総合診療専門医、内科専門医の取得も可能
待遇 3年目：年収700万～1100万程度（外勤含む）

【お問い合わせ・病院見学お申込み先】　〒113-8603　東京都文京区千駄木1-1-5
日本医科大学付属病院
救急・総合診療センター
TEL 03-3822-2131/FAX 03-5814-6610
E-mail soushin@nms.ac.jp
　　　or t-ohara@nms.ac.jp
ホームページ http://nmssoushin-sendagi.com/

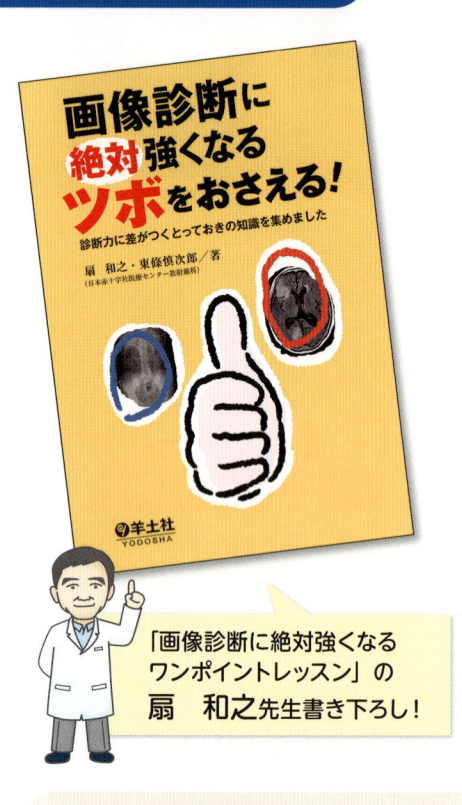

「画像診断に絶対強くなる
ワンポイントレッスン」の
扇 和之先生書き下ろし！

画像診断に絶対強くなる ツボをおさえる！
診断力に差がつくとっておきの知識を集めました

扇 和之，東條慎次郎／著

- 定価（本体 3,600 円＋税）
- A5 判
- 159 頁
- ISBN 978-4-7581-1187-4

より的確で，見逃しのない
画像診断のために
必要な"知識"＝ツボを紹介！

脳葉の解剖から骨の正常変異まで，
全身の読影のポイントをわかりやすく解説．

目 次

Part1 頭頸部領域

❶ 脳の vascular territory と脳葉の画像解剖
❷ 中心溝を同定するツボ
❸ くも膜下出血と見誤るな！ 〜pseudo-SAH〜
　　→右ページから立ち読みできます！
❹ cortical SAH（convexal SAH）のツボ
❺ 大脳辺縁系のツボ

Part2 胸腹部領域

❻ 胸腺のサイズを評価する
❼ 乳腺の画像解剖と診断のツボ
❽ 肺門陰影が異常かどうかは「顔つき」で判断する
❾ 腹部X線写真読影のツボ
❿ 外傷パンスキャンCT読影のツボ
⓫ 限局性脂肪肝と肝転移の鑑別は in phase 画像と opposed phase（out of phase）画像で解決！
⓬ こんなイレウスには要注意
⓭ 「nonsurgical pneumoperitoneum」に注意！
⓮ 脾臓の機能は「FISH（お魚）」で覚え， そこから病態を想起する！
⓯ peribiliary cyst
⓰ 肝区域の Couinaud 分類をマスターする

⓱ 卵巣腫瘤（骨盤腫瘤）の鑑別① ステンドグラス腫瘤
⓲ 卵巣腫瘤（骨盤腫瘤）の鑑別② 単房性嚢胞性腫瘤
⓳ 卵巣腫瘤（骨盤腫瘤）の鑑別③ T1強調高信号の 嚢胞性腫瘤
⓴ 卵巣腫瘤（骨盤腫瘤）の鑑別④ 充実性腫瘤
㉑ PMD（placental mesenchymal dysplasia）

Part3 骨関節領域

㉒ 長管骨の解剖（epiphysis, metaphysis, diaphysis）は接頭語と成長帯で理解する
㉓ 骨の正常変異①骨盤骨
　 ischiopubic synchondrosis／os acetabuli など
㉔ 骨の正常変異②大腿〜下腿
　 irregular tibial tuberosity／distal femoral cortical irregularity など
㉕ 骨の正常変異③足関節〜足部
　 irregularity of calcaneal tuberosity／calcaneal lucency など
㉖ 骨の正常変異④上腕骨〜手関節, 手部
　 deltoid tuberosity／pseudocyst of humerus など
㉗ 骨の正常変異⑤胸郭・鎖骨・肩甲骨
　 rhomboid fossa／bifid rib など
㉘ 骨の正常変異⑥脊椎
　 posterior neural arch defect／butterfly vertebra など

Number 03 くも膜下出血と見誤るな！〜pseudo-SAH〜

> ⚠️ pseudo-SAHは低酸素脳症など救急診療の差し迫った状況でも生じうる病態であり，くも膜下出血と誤診するととり返しがつかないことがある．本項ではpseudo-SAHについて述べる．

 ## ツボ！

pseudo-SAHのキホン

- pseudo-SAH（pseudo-subarachnoid hemorrhage）とは，CTやMRI（主にはCT）にて「くも膜下出血と類似した画像所見を呈するもの」の総称である．

- **低酸素脳症によるびまん性脳浮腫**で認められることが多く[4, 5]，心肺停止後の低酸素脳症では20%に認められたとの報告もある[4]．

- CTでのpseudo-SAHは，低酸素脳症以外にも**両側硬膜下血腫**[6]，**小脳梗塞**[7]，**脳炎や血管炎**，古典的にいう**gliomatosis cerebri**（最新のWHO2016分類では単一病態としては認められなくなった），**低髄液圧症候群**（最近は脳脊髄液減少症あるいは脳脊髄液漏出症と呼称される）[8]，**化膿性髄膜炎**，**ヨード性造影剤投与後**などで認められたとの報告がある．

- pseudo-SAHが生じる主な機序としては，**①びまん性の脳実質腫脹により還流できずに拡張した軟膜静脈**（静脈などの血液は脳実質よりもCTでの吸収値が高く，それに脳実質の浮腫による吸収値低下が加わって脳実質の表面に高吸収域があるように見える），**②脳脊髄液自体の吸収値の上昇**（化膿性髄膜炎，ヨード性造影剤投与後の場合）などが想定されている．

- 真のくも膜下出血とpseudo-SAHとの**鑑別ポイント**としては，以下のものがあげられる．①真のくも膜下出血のCT値は約60〜70 HU（Hounsfield Unit）だが，**pseudo-SAHでは一般に30〜40 HU程度**のことが多い[4, 5]，②pseudo-SAHは一般に**高吸収域の分布がびまん性で左右対称**[4]，③脳浮腫が原因のpseudo-SAHでは**脳実質の皮髄境界が不明瞭化**していることが多い[8]，④静脈拡張が原因のpseudo-SAHでは**造影すると高吸収域が増強効果**を有する[5]．

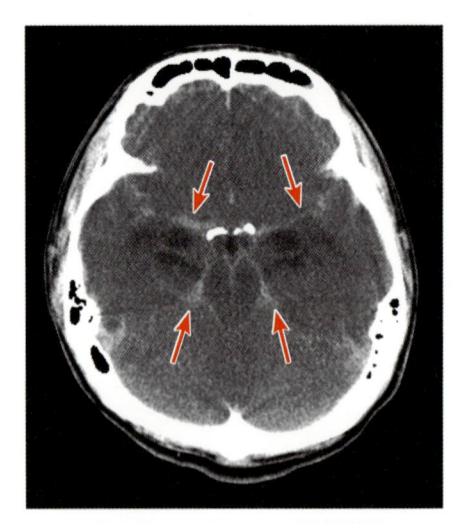 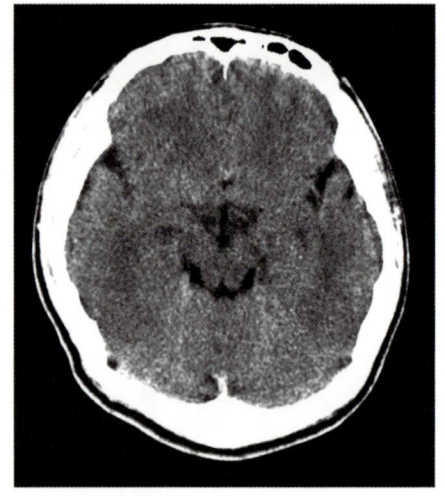

図1　救急搬送の翌々日の頭部単純CT

くも膜下腔に沿ってびまん性に高吸収域が広がっている（→）. 一見するとくも膜下出血を疑う所見である.
文献1より引用.

図2　救急搬送当日の頭部単純CT

くも膜下腔に高吸収域は認められない.
文献1より引用.

　まずは実際の症例をご覧いただきたい. 症例は20歳代男性で, 路上で意識障害の状態で倒れているところを通行人に発見され, 救急外来に搬送された. 救急搬送の**翌々日**の頭部CTが図1であるが, このCTをみて「最も考えられる疾患は何か？」といわれたら,「くも膜下出血が第一に考えられる」と答える方も多いであろう. ところが図2は救急搬送された**当日**のCTで, すなわち意識障害に陥った数時間後の画像であるが, くも膜下腔に高吸収域はなく, 原因はくも膜下出血ではなかったことが分かる. じつは本例は路上で発見されたときにアルコール臭が強く, 口囲には多量の吐物も付着しており, **吐物の誤嚥による低酸素脳症**のケースである.

　低酸素脳症をはじめとした種々の原因により脳実質がびまん性腫脹をきたすと, 本来は脳実質を経由して還流すべき軟膜静脈が還流できずに拡張してくる. 血液のCT値は一般に30～40 HU程度（ヘモグロビン濃度に比例するため, 貧血ではCT値が低下し血液の濃縮でCT値は上昇する）で, 脳実質よりも吸収値が高いため**拡張した軟膜静脈は「脳表面に沿った高吸収域」として認識される**. 低髄液圧症候群（脳脊髄液減少症, 脳脊髄液漏出症）において拡張した静脈も同様である. これに脳実質の浮腫も存在する場合は脳実質自体の吸収値が低下するため, **両者**

22　　画像診断に絶対強くなるツボをおさえる！

（脳実質 vs. 拡張静脈）の吸収値の差はより明瞭となる．すなわちより「一見するとくも膜下出血のよう」に見える．ちなみに図1において「一見するとくも膜下出血のように見える高吸収域」のCT値を計測すると，38〜41 HU程度であった．これは真のくも膜下出血（ヘモグロビンが血管内の血液より濃縮されている）が急性期において60〜70 HUであるのに比して，明らかにCT値が低い．しかし脳実質の吸収値が低下しているので，相対的に（いわば目の錯覚として）かなり高吸収に見えてしまうのだ．例えば腹部CTではこのように拡張した静脈が血腫と間違えるくらいに高吸収になることはないが，頭部CTでは脳の灰白質と白質との吸収値の差をつけるためにウインドウ幅（window width：WW）を狭く設定しており，そういうわずかな吸収値の差が強調されて見えるのである．

　下記の「まとめ」に記した点に気をつけて診察を行おう．

まとめ

> 　CTで一見するとくも膜下出血のような所見を認めても，臨床経過や画像経過がおかしい場合は「pseudo-SAH ではないか？」と疑うことが大切．脳実質の腫脹の有無やCT値を計測することが鑑別の一助となる．

扇先生の大好評既刊

画像診断を学ぶにはまずこの1冊！長く売れ続けるベストセラー！

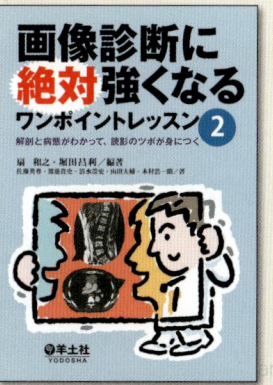

■ 定価（本体 3,600 円＋税）
■ A5判　180頁
■ ISBN 978-4-7581-1174-4

解剖と病態がつながる解説で，画像診断のツボが自然と身につく！

■ 定価（本体 3,900 円＋税）
■ A5判　236頁
■ ISBN 978-4-7581-1183-6

MRI 撮像法の，実践で即役立つテーマをわかりやすく解説！

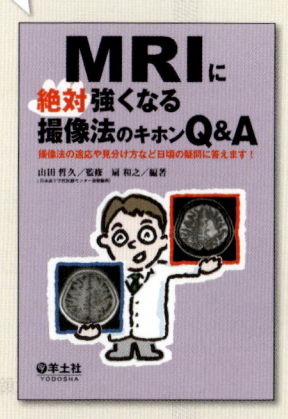

■ 定価（本体 3,800 円＋税）
■ A5判　246頁
■ ISBN 978-4-7581-1178-2

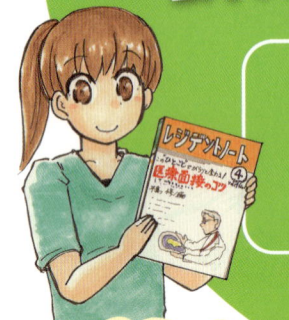
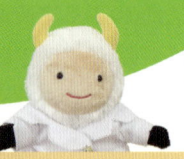
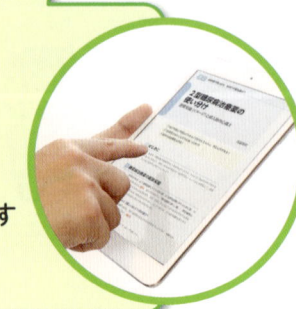

新刊・近刊のご案内

月刊 "実践ですぐに使える"と大好評！

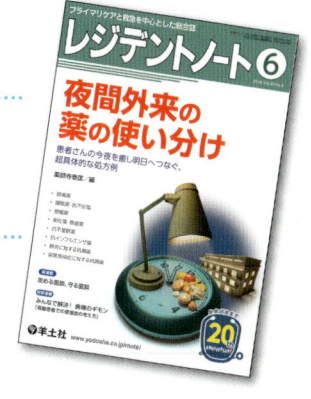

7月号
(Vol.20-No.6)
血液ガス分析をもっとフレンドリーに
使いこなす！（仮題）
編集／古川力丸，丹正勝久

8月号
(Vol.20-No.7)
POCUS (Point-of-care Ultrasound)
聴診器のようにエコーを使おう！（仮題）
編集／山田 徹，髙橋宏瑞，南 太郎

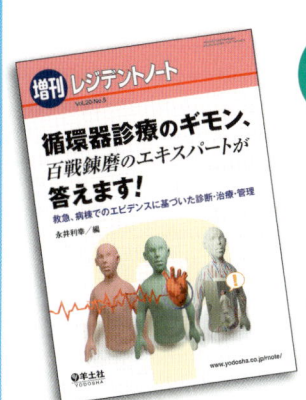

増刊 1つのテーマをより広く，より深く，もちろんわかりやすく！

Vol.20-No.5
（2018年6月発行）
循環器診療のギモン、
百戦錬磨のエキスパートが答えます！
救急、病棟でのエビデンスに基づいた診断・治療・管理
→p.501もご覧ください！
編集／永井利幸

Vol.20-No.8
（2018年8月発行）
COMMON DISEASEのギモン解決！
編集／上田剛士

以下続刊…

**随時受付！
右記からお申込み
いただけます**

● お近くの書店で ▶ レジデントノート取扱書店（小社ホームページをご覧ください）
● ホームページから ▶ www.yodosha.co.jp/
● 小社へ直接お申込み ▶ TEL 03-5282-1211（営業）　FAX 03-5282-1212

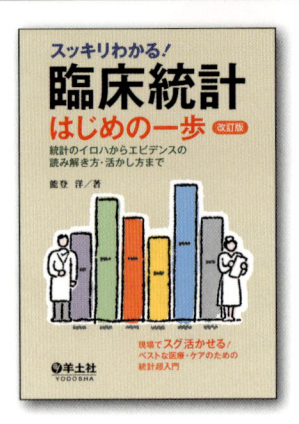
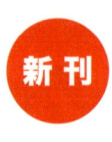
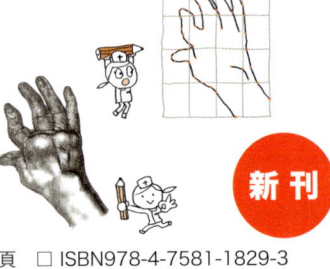
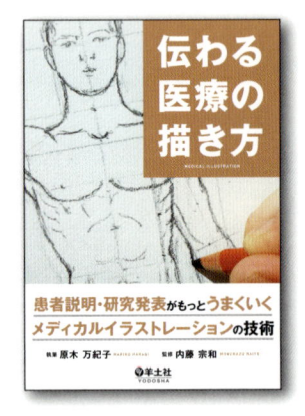
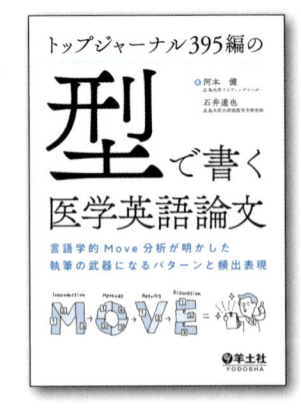

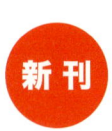
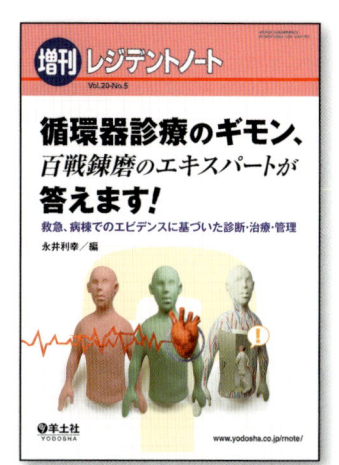

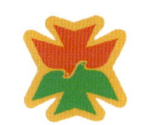
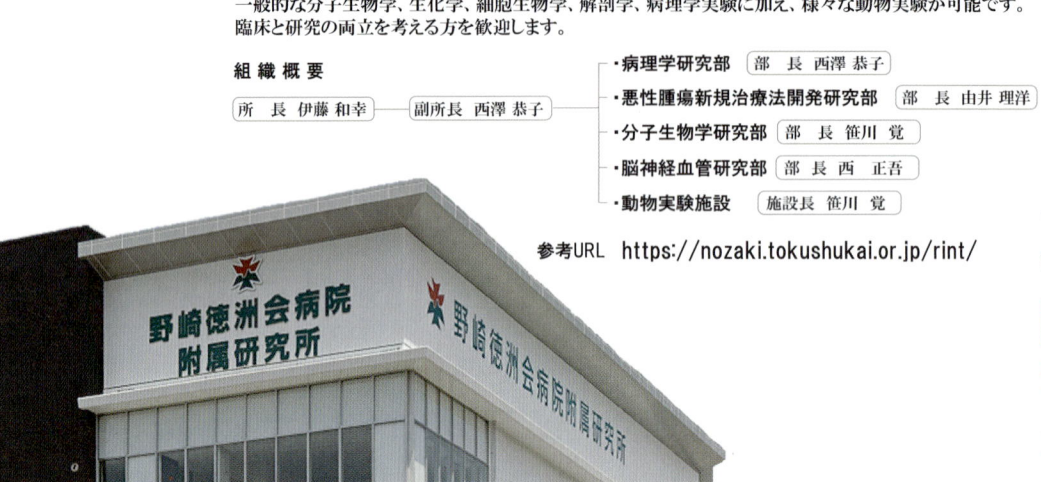
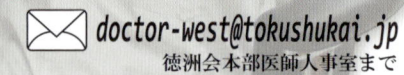

レジデントノート　特集
Vol.20-No.4

夜間外来の薬の使い分け

患者さんの今夜を癒し明日へつなぐ、
超具体的な処方例

■ 特集にあたって ……………………………………………… 504

■ 鎮痛薬の使い方，こんなときどうする？
「痛み」を科学する？ ……………………………………… 506

■ 睡眠薬・抗不安薬の使い方と注意点
"静かな拡大" を防ぐために ……………………………… 513

■ 患者さんの不安を取り除く整腸薬の使い方 ………… 521

■ 自信をもてる制吐薬・鎮痙薬の使い方 …………… 528

■ 知っておくべき抗不整脈薬の使いどころ ………… 536

■ エビデンスをふまえた
抗インフルエンザ薬の使い方 ………………………… 543

■ 疫学を意識した
肺炎に対する抗菌薬の使い方 ………………………… 550

■ 尿路感染症に対する抗菌薬で困らないために
知っておきたいこと ………………………………………… 557

特集にあたって

薬師寺泰匡

1 夜間外来　ほんまにこれでええんか？

　　初期臨床研修医であれば，おそらく誰もが経験する「夜間外来」．多くの病院で上級医による監督のもと，夜間外来診療に携わっていると思います．皆さんの不断の努力により，この国の夜間救急外来は支えられています．本当に尊いことだと思います．

　　ただ，こうした努力の一方で，日本全国どこの病院でもしっかりとエビデンスに則った標準治療がなされており，どこを受診しても同じ対応が受けられる，という状況にないのが日本の夜間外来の現状ではないでしょうか．おそらく，現在のところ夜間外来に特化した教科書は出回っていません．大学で夜間外来の対応について熱心に教育している大学もおそらくかなり少数派だと思います．日々先輩から後輩へと，伝統芸能のごとく診療方法が伝わっていきます．そんななか，日々やってくる患者さんの対応をしていると，ある疑問が湧いてきます．「ほんまに，これでええんか？」

2 みんな悩んだ夜間外来

　　私も研修医の頃，さまざまなシチュエーションで悩まされました．夜間外来は通常外来のようで救急外来のような，間（はざま）の存在といえるかもしれません．状態が不安定な患者さんから，比較的安定した患者さん，日中に受診し損ねたという理由で夜間に来てしまう元気な人も紛れ込んでいるかもしれない，非常にバラエティ豊かな環境です．全身状態が安定していればしているほど，処方するときは薬効と副作用のバランスがかなりシビアになります．明らかに投薬が必要なシチュエーションもあるかもしれませんが，翌日まで安定していればいいのであれば，投薬しないという選択肢も考えたくなる状況です．目の前の患者さんに，薬が必要なのか，必要ないのか，投薬するとしたら何がいいのか，そこにエビデンスはあるのか，誰か教えてくれよと考えたものです．

3 悩みに答えてくれる人を

　ここ10年で日本にはER医が増え，ER型救急（walk-inから重症の救急搬送まで全部受ける）を実践している施設も増えてきました．夜間外来を活躍の場とする人が増え，いかに適切な対応をするかということを考え続けるなかで，標準化が少しずつ進んできているのではないかと感じています．夜間外来を率先して統括し，教育にも携わろうという人が増えてきたことは本当に喜ばしいことです．

　今回の特集では，実際に私も悩んだ夜間外来での薬の使い方について，研修医とともにERの最前線で活躍する諸先生を中心に，エビデンスとエクスペリエンスに基づいた具体的な方策を提示していただきました．目の前の患者さんに投薬が必要なのかどうなのかという判断基準を提示し，投薬が必要な場合の具体的な投薬方法を提示しております．日々の診療の参考にしていただければ幸いです．

　ただし，エビデンスで人を殴るようなことをしないでください．「薬師寺先生たちがレジデントノートで言ってたからこれが正しいんだよ！」とか，「時代遅れな治療反対！」とか「ガラパゴス化した治療に絶望した！」といった態度で，上級医とのディスカッションをないがしろにしたり，患者さんとの対話をないがしろにしたりしないでください．根拠をもとに，議論を深めつつ，一人ひとりの患者さんと向き合って考えることが大切です．

4 夜間外来で活躍しよう

　夜間いらっしゃる患者さんは，夜間いらっしゃるなりの理由がある人がほとんどです．皆さんもしんどいけど患者さんもしんどいのです．辛いときこそ，よい対応をされたら嬉しいものです．皆さんの悩みを解決し，そして患者さんの悩みも解決し，この特集がいろんな人の夜明けとなれば幸いです．

Profile

薬師寺泰匡（Hiromasa Yakushiji）

岸和田徳洲会病院 救急科
若手救急医のNPO団体「EM Alliance」からER診療を広めるべく活動中．ブログ「@ER×ICU　救急医の日常」や，日経メディカルオンラインのコラム「だから救急はおもしろいんよ」を通して情報発信しています．救急診療のなかでも中毒と敗血症診療が好き．酒は好きだけど酔っ払いは嫌い．皆さんぜひ一緒に救急を志しましょう．救急はおもしろいですよ！

鎮痛薬の使い方，
こんなときどうする？

「痛み」を科学する？

今本俊郎

---

① 痛みの原因を分類しよう

② 十分量をしっかり処方すること！

③ 小児は個々の発達に応じて，処方のしかたを検討しよう

④ 腎機能障害は Ccr 50 mL/分を目安に線引きを！

⑤ NSAIDs と COX-2 阻害薬に臨床上の差異はほぼない．『NSAIDs or アセトアミノフェン』これで十分！

■ はじめに

　夜間救急外来で患者が痛みを訴えているとき，大前提として**痛みの原因を考える**ことからはじめましょう．そもそも痛みとは何なのでしょうか？ 1979年に国際疼痛学会が，「実際に何らかの組織損傷が起こったとき，または組織損傷を起こす可能性があるとき，あるいはそのような損傷の際に表現される，不快な感覚や不快な情動体験」と痛みを定義しています．痛みは急性疼痛（4週間以内）と慢性疼痛（4週間以上）に分類されます．夜間救急外来を受診する方の多くが急性疼痛であることは皆さんが常日頃経験している通りです．

　さらに急性疼痛は内臓痛，体性痛，関連痛の3つに分類されます（腹痛を例に**表1**)[1]．ほかにもさまざまな部位の疼痛があります．

　診断に役立つのは詳細な病歴聴取です．「**痛みのOPQRST**」は知っていますか？（**表2**)[2]．OPQRSTに沿って病歴聴取をしていくと，解剖学的にどこの痛みなのか考えることができます．

　大事なのは痛みの原因が何かをまず考え，原因に応じて**多角的鎮痛**（**図1**)[3] を検討することです．鎮痛薬以外の薬剤投与で軽快するのかどうかも重要です（蠕動痛に対するブチ

表1 痛みの性質による分類（腹痛を例に）

	内臓痛	体性痛	関連痛
発生原因	管腔臓器や壁側腹膜の急速な伸展・拡張 実質臓器の腫脹による被膜の伸展・牽引	壁側腹膜や腸間膜，横隔膜への物理あるいは化学的刺激	内臓痛を生じた部位と同一レベルの感覚入力
発生時期	病初期が多い	病期進行後	内臓病の増悪期
症状	鈍痛，あるいは疝痛	持続する鋭い痛み	強い内臓痛に伴って皮膚や筋肉に生じる限局性の鋭い痛み
部位	非限局性，腹部正中に対称性に生じる	障害臓器の近傍に限局し，非対称性で，疼痛部位が明瞭	刺激を受けた体性感覚神経の支配領域の皮膚節
迷走神経症状	嘔吐，発汗が多い	一般的には少ない	なし
体動や体位の影響	あまりない	体動で悪化する	なし
疼痛管理	鎮痙薬が有効なことが多い	鎮痙薬は無効 鎮痛薬が有効	鎮痙薬，鎮痛薬ともに有効

表2 痛みのOPQRST

O (onset)	発症様式
P (palliative/provocative)	増悪・寛解因子
Q (quality/quantity)	症状の性質・ひどさ
R (region/radiation)	場所・放散の有無
S (associated symptom)	随伴症状
T (time course)	時間経過

ルスコポラミンや頭蓋内圧亢進に対するマンニトールなど）．本稿では日常で困る鎮痛薬の使い方について症例を交えて述べていきます．

1 「小児の鎮痛ってどうすればいいの?」

症例1

2歳男児が咽頭痛で夜間救急受診しました．
研修医「診察上はkiller sore throatではないし，まずはウイルス性咽頭炎として自宅で経過観察してもらおう．あれっ…鎮痛薬の処方はどうすればいいのかな?」

小児の鎮痛で重要なことは以下の2つです．1つは**発達に合わせた剤形を考えること**です．もう1つは**しっかり十分量を処方すること**です．症例1は2歳男児ですが，まず薬を内服してくれるでしょうか? 2歳は俗に「イヤイヤ期」と呼ばれる発達の過程です．咽頭に痛みがあれば，なおさら内服は困難になります．このようなときには坐剤も1つのよい

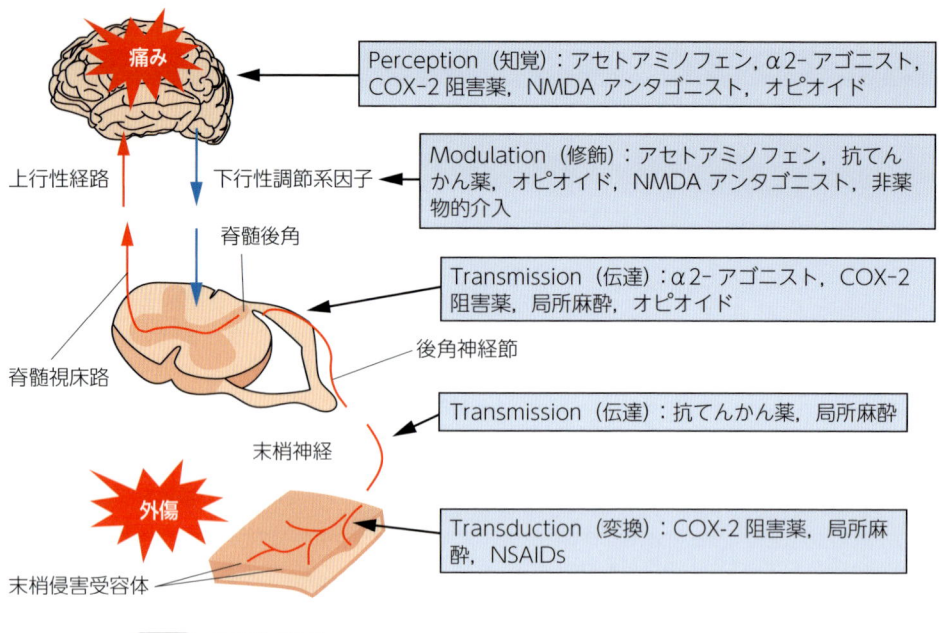

図 多角的鎮痛
NMDA：N-methyl-D-aspartate receptors（NメチルDアスパラギン酸）
文献3より引用.

選択肢になります．内服ならば，**シロップと混ぜて飲みやすくする方法**や，**より小さい児の場合には少量の水で溶いて口腔内に塗布する方法**もあります．小児と1つの括りにしても同じ年齢でも発達はさまざまです．代弁者である保護者と本人の発達や気質をよく観察しながら自宅で内服・挿肛できるかどうか確認していきましょう．

小児への処方例

・アセトアミノフェン
　① アルピニー®坐剤，② アンヒバ®坐剤，③ カロナール®（細粒，錠）
　　1回10〜15 mg/kg（最大60 mg/kg/日，1,500 mg/日を超えない），4〜6時間
　　あけて使用しましょう．

・NSAIDs
　① ジクロフェナクナトリウム（ボルタレン®）1回0.5〜1 mg/kg（錠・坐剤），
　　12時間以上間隔をあけて使用するのが好ましいです．
　② イブプロフェン（ブルフェン®）1回4〜10 mg/kg（錠），8時間ごと
　　（ジクロフェナクナトリウム・イブプロフェンともに過度の体温低下・血圧低下によるショック症状[4]が現れやすいので，外来での初回投与後は帰宅させず効果をみたりして慎重に投与しましょう．インフルエンザ患者への投与，小児での解熱目的の投与は禁忌です）

> **ここがピットフォール：とにかく十分量をしっかり処方する!**
>
> 痛みがよくならないという相談でも，確認してみると1回量が前述の処方例の下限にも満たない処方量であることはよくあります．処方量と1日の最大投与量は重要です．

● ＋αの話：喘息患者にNSAIDsを使っていいの?

　成人においては，すべての喘息のうち約10％をアスピリン喘息が占め，その4割が潜在性です．不幸にして，NSAIDsを投与して初めて過敏症をもつことが明らかになります．これが拡大解釈されたことで，喘息にNSAIDsはダメだという風評が広がり，これまで多くの子ども達が適切な鎮痛を受けられずに苦しんできた背景があります．2016年にNEJMよりAVICA trial[5]が報告されており，軽症持続型喘息の幼児においてアセトアミノフェンの頻用はイブプロフェンの頻用と比較して急性増悪の発現率が高くなることが示され，イブプロフェンの投与と喘息コントロールが不良になることとの関連は示されませんでした．自信をもって上級医や保護者に説明して児の鎮痛をしてあげましょう．

2 「腎機能障害のある人の鎮痛ってどうすればいいの?」

症例2

　50歳，女性．既往：糖尿病（腎症もすでにある方）．
　自宅前で足を滑らせて転倒し，右手首の疼痛を訴えて救急受診しました．X線で橈骨遠位端骨折を認めました．
研修医「とりあえず，シーネ固定はしたし，明日整形外科外来に来てもらおう．あっ，患者さん，痛み止め希望していたな．看護師さん，これ処方箋です」
救急外来看護師「先生，既往に糖尿病性腎症ありますけど，処方はこの量でいいですか?」
研修医「ギクッ! ちょっと待ってくださいね…」

　デキる看護師さんの鋭い指摘に助けられる場面，私も研修医時代よくありました．さて，腎機能障害のある患者への鎮痛はどうすればいいのでしょう．

　decision makingのkeyになるのはCcr 50 mL/分という数字です[6]．Ccrが50 mL/分以上の場合には，NSAIDsも慎重に使用することは可能です．50 mL/分未満では腎障害を悪化させる可能性があるので禁忌です．例外は無尿の透析患者です．この場合には処方を避ける必要はありません．

腎機能障害患者への処方例

① アセトアミノフェン（カロナール®錠）
  ・Ccr 50 mL/分以上：1回300〜1,000 mg，間隔4〜6時間以上，1日最大4,000 mg（鎮痛作用はNSAIDsと比べると弱いものの安全性が高いために頻用されます．高用量で鎮痛効果増強が期待できます）
  ・Ccr 10〜50 mL/分：1回300（解熱）〜600（鎮痛）mgを6時間間隔で
② ロキソプロフェンナトリウム（ロキソニン®錠）1回60 mg，1日3回まで
  NSAIDsに関しては，前述の通り減量はなくCcr 50 mL/分で区切って使用を考慮します．

● ＋αの話：高齢者とNSAIDs

　この問題に対してhotな論文が出ています．2018年のAging Diseaseからのreviewです[7]．概要は以下の通りです．

・COX-2阻害薬と通常のNSAIDsでは，腎障害のリスクは同等でした
・心血管，腎臓，消化管以外にも転倒や薬剤相互作用にも注意する必要があります
・NSAIDsによる消化性潰瘍はヒスタミンH_2受容体拮抗薬，プロトンポンプ阻害薬（ただし，日本の保険適用の2倍の量）で予防できます
・消化管出血リスクが上昇する相互作用のある薬剤を覚えましょう（抗血小板薬，ステロイド，選択的セロトニン再取り込み阻害薬，ワルファリン）
・NSAIDsにより降圧薬の作用が減弱します（カルシウム拮抗薬，β遮断薬，アンジオテンシン変換酵素阻害薬，アンジオテンシンⅡ受容体拮抗薬，利尿薬）

【豆知識】アセトアミノフェンの500 mg錠が大きくて飲めないです．どうすればいいですか？
「噛み砕いていいですか？」はよく聞かれる質問です．答えは"噛み砕いてもよいが，非常に苦い"ということです．小児においては散剤やチュアブル製剤などがあり味も工夫されていますが成人では散剤の量が多くなってしまい，もっと内服に難渋してしまうことが予想されます．200 mg製剤を2錠ないしは3錠にするのが，現実的な選択肢と考えます．

3 「NSAIDs内服したけど痛みがコントロールできない…どうすれば？」

　ロキソニン®内服したけど効かない．こんな訴え，夜間外来でたまにありますよね．ここでもkeyになるのは，冒頭で説明した痛みの原因が何なのか？です．

1) 腰痛 (腰椎椎間板ヘルニアや坐骨神経痛)

ほかの部位でも同様ですが, 通常の内服加療でコントロールできない疼痛に対して, 神経ブロックは1つの鎮痛の手段として検討する価値があるといえます.

2) 神経障害性疼痛

神経障害性疼痛は既存のNSAIDsやアセトアミノフェンは奏効しないことが多いです.

痛みとしては針で刺されているような痛みや, 電気が走るような痛みと表現されることが多く, 衣服が擦れるだけでも痛みを認めることがあります. 評価は痛みの分布が神経支配に一致しているかどうかが重要です.

そのようなときには第一選択として三環系抗うつ薬 (アミトリプチリン), プレガバリン (リリカ®), デュロキセチン (サインバルタ®) が推奨され, 第二選択としてトラマドール/アセトアミノフェン (トラムセット®) が推奨されます.

通常の骨折を含めた筋骨格系の疼痛とは異なり, 内因性の腹痛や頭痛とも異なり, 何らかの神経障害性疼痛を疑うときには, 上級医の先生にコンサルトして翌日以降の外来接続をするとともに, 処方は1日分あるいは翌日の外来までの2日分にとどめるべきでしょう.

おわりに

救急外来において, 患者を帰宅させるときが一番緊張します. 患者さんが1週間後も今よりよい状態で生活している姿が想像できますか? 想像できなければ患者を帰してはいけません. 帰宅させるにしても何かが足りていないということです. 同様の主訴で数日以内に再診することがないように, 疾病の自然経過やホームケアについて十分に説明するというのも大事な夜間外来の仕事です. 「神は細部に宿る」救急外来診療を楽しみましょう!

引用文献

1) 「急性腹症の早期診断 第2版」(Silen W/著, 小関一英/監訳), メディカル・サイエンス・インターナショナル, 2012
   ↑腹痛を体系的に捉えるにはベストな本です. 類書に「ブラッシュアップ急性腹症」(窪田忠夫/著, 中外医学社, 2014) もあります.

2) 「The Patient History : An Evidence-Based Approach to Differential Diagnosis, 2nd eds」(Henderson MC, et al), McGaw-Hill Medical, 2012

3) Sullivan D, et al : Exploring Opioid-Sparing Multimodal Analgesia Options in Trauma : A Nursing Perspective. J Trauma Nurs, 23 : 361-375, 2016

4) 江木盛時, 森田 潔 : 重症患者に対する解熱処置. 日本集中治療医学会雑誌, 19 : 17-25, 2012

5) Sheehan WJ, et al : Acetaminophen versus Ibuprofen in Young Children with Mild Persistent Asthma. N Engl J Med, 375 : 619-630, 2016

6) 日本腎臓病薬物療法学会 : 腎機能低下時に最も注意が必要な薬剤投与量一覧. 2018
   https://www.jsnp.org/docs/JSNP-yakuzai_dosing_31.pdf

7) Wongrakpanich S, et al : A Comprehensive Review of Non-Steroidal Anti-Inflammatory Drug Use in The Elderly. Aging Dis, 9 : 143-150, 2018

■ **参考文献・もっと学びたい人のために**

1）「臨床でよく出合う 痛みの診療アトラス」（Waldman SD/著，太田光泰，川崎彩子/訳），医学書院，2014
　　↑救急外来で遭遇する多くの痛みについて細かく記載されています．「骨折はなさそうですね，明日整形外科外来へ…」
　　といった逃げの夜間外来からの卒業を期する先生にはお薦めします．本稿の引用ではありませんが，疼痛という観
　　点から推奨させていただきました．

Profile

| 今本俊郎（Toshiro Imamoto）

埼玉医科大学総合医療センター 高度救命救急センター
亀田総合病院で初期研修，同病院 救命救急センターで後期研修．その
後埼玉医科大学総合医療センター 高度救命救急センター，埼玉県立小
児医療センター 救急診療科を経て，現職に至る．救急科専門医．
メッセージ：ER医をベースに，この数年小児ER，PICUの立ち上げに
　かかわってきました．軽症〜超重症まで，小児〜高齢者，妊産婦救
　急まで，いつか地元旭川で全国から人が集まるようなERを立ち上げ
　たいと夢見ています．興味をもった方はいつでも連絡待ってます！

睡眠薬・抗不安薬の使い方と注意点

"静かな拡大"を防ぐために

坂田幹樹

① 睡眠薬について

・不眠のタイプと原因（不眠を起こす疾患や薬剤）を探ろう！

・不眠＝睡眠薬ではない．処方は最小限にし，睡眠衛生指導をめざそう！

② 抗不安薬について

・商品名を指定してくる患者は気をつけよう！

・日頃から常用薬剤・飲酒習慣などを聞く癖をつけよう！

はじめに

　　ベンゾジアゼピン（以下BZと略）系睡眠薬・抗不安薬はあらゆる科で幅広く処方されており，かねてからわが国の処方数は世界的に多く，問題となっています[1, 2]．BZは比較的安全性が高いといわれていますが，筋弛緩作用，前向性健忘，認知機能低下，脱抑制，せん妄などの副作用が多く，最大の問題は常用量使用でも長期使用で身体依存や精神依存，耐性が生じることです[3]．また驚くべきことに，これらの薬は「医師からの処方」という合法的手続きにより簡単に入手でき，現在"静かな拡大"が社会的問題となっています[1]．この点に関しては精神科医の責任は重いと考えます．一方でプライマリ・ケア医の処方量の多さも看過できません[2]．本稿では，夜間外来での睡眠薬・抗不安薬の使い方と注意点を解説します．

1 まずは不眠のタイプを聞こう

　不眠症とは「① 夜に眠れないことが続き, ② 日中に問題が生じる」で定義され, この両者がないと不眠症とは診断できません. 不眠症は, 表1に示す通り, 4つのタイプに分けられます. まずはこれらの不眠のタイプの同定を行います. また「不眠の訴えがあるが実際は寝ている」といった睡眠状態誤認の場合もあるので (特に高齢者に多い), 付き添いからの病状聴取も大切です[4].

1) 不眠＝睡眠薬ではない

　不眠のタイプを同定できたからといってすぐに睡眠薬を処方してはいけません. なぜなら不眠の背後に身体疾患, 原因薬剤があればそれらの対処をしなければ不眠は改善しないからです. まず不眠がいつからどのようにはじまったか, 急性 (1カ月以内) か慢性かのチェックを行います. 次に「不眠の鑑別5つのP」と不眠を呈する身体疾患の有無, 不眠をきたす薬剤の有無の検索をしてください. 図1にそのステップを示します[4].

● 薬剤投与は最小限に！

　睡眠薬の適応のある不眠だと判断しても, 薬剤投与は最小限にして翌日の精神科受診に繋げ, 睡眠衛生指導を精神科にお願いしましょう[4]. 睡眠薬を長期投与することは絶対に避けてください. 夜間外来では現実的には1日分の処方が妥当であると考えます.

表1　不眠症の4タイプ

① 入眠困難 床に入っても30分〜1時間以上なかなか寝つけない	② 中途覚醒 夜中に2回以上目が覚めてしまう
③ 早朝覚醒 起きる予定時間の2時間以上も前に目が覚め, 再入眠ができない	④ 熟眠困難 眠りが浅く, 眠った気がしない. 疲れがとれない

※上記症状が1つもしくは複数あり, 週2回以上かつ, 少なくとも1カ月持続している.
　また不眠のため, 自らが苦痛を感じるか, 仕事や学業など日中の社会機能が障害される
　場合, 不眠症と診断する.

睡眠衛生指導は以下のものがあり，皆さんも知っておいてください．

- ・日中の適度な運動を勧める
- ・昼寝は30分までとする
- ・就寝前の刺激物（カフェインやタバコ）摂取は避ける
- ・寝酒の禁止
- ・ベッドは眠るためだけに使う，眠くないならベッドから離れる
- ・就寝2時間前のぬるめの入浴
- ・日中に太陽の光を浴びる
- ・就寝前のスマートホンやパソコンの使用は避ける　など

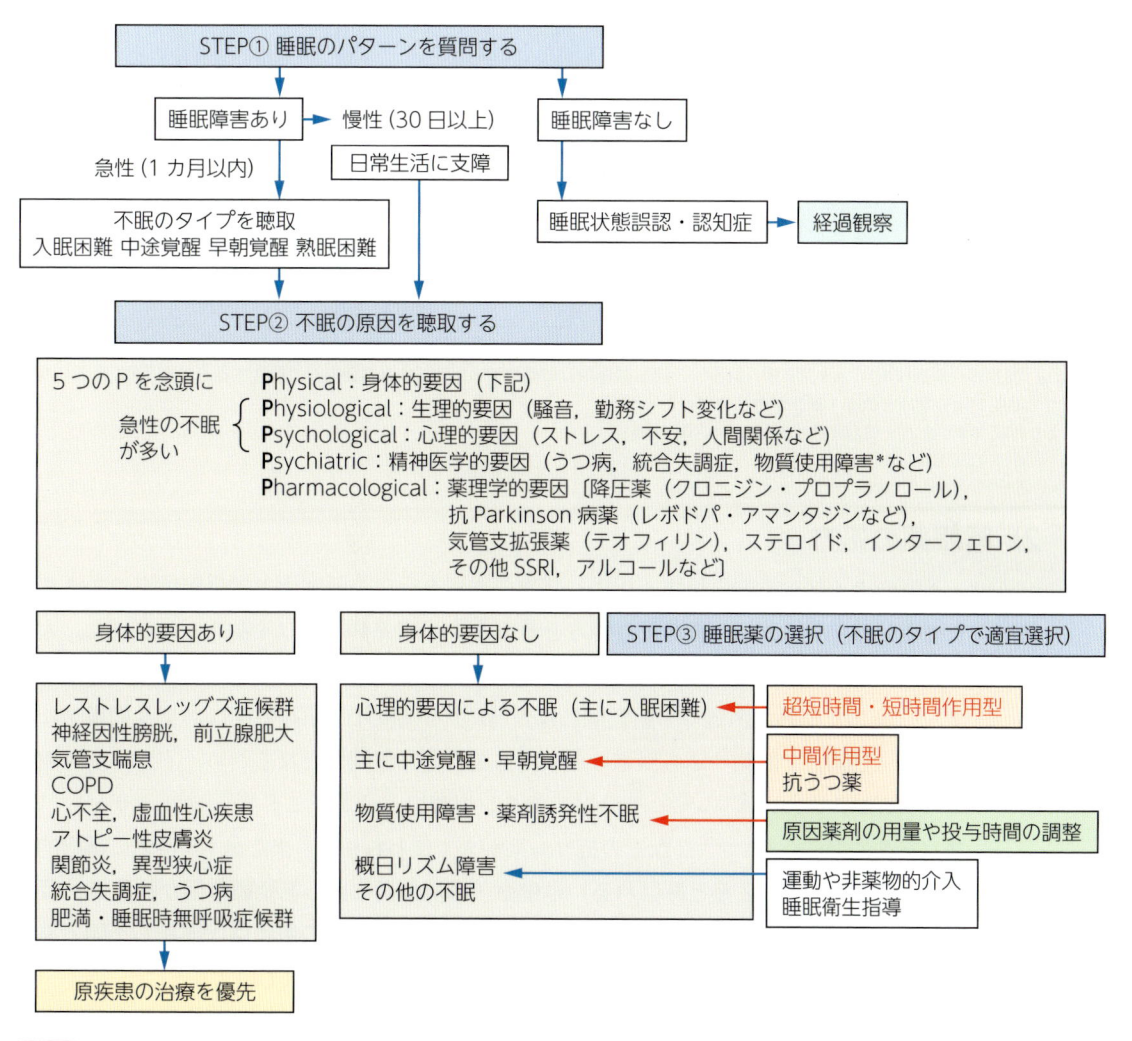

図1　不眠治療のアルゴリズム

文献5を参考に作成．必ず不眠を呈する身体疾患・薬剤を除外し，いきなり処方することは避ける．
＊物質使用障害：DSM–5で新たに定義された障害であり，乱用と依存症を含めた状態をさす．薬物が合法かどうかや，社会的に許容されているかどうか，承認された医療上の用途があるかどうかに関係なく発生する（処方が必要かどうかも問わない）．

表2 主な睡眠薬の種類と作用時間

分類	一般名	商品名	作用時間	半減期（時）	用量（mg）
メラトニン受容体作動薬	ラメルテオン	ロゼレム®	超短時間作用型	1	8
非BZ系睡眠薬	ゾルピデム	マイスリー®		2	5～10
	ゾピクロン	アモバン®		4	7.5～10
	エスゾピクロン	ルネスタ®		5～6	1～3
BZ系睡眠薬	トリアゾラム	ハルシオン®*1		2～4	0.125～0.5
	エチゾラム	デパス®	短時間作用型	6	1～3
	ブロチゾラム	レンドルミン®		7	0.25～0.5
	リルマザホン	リスミー®		10	1～2
	ロルメタゼパム	エバミール® ロラメット®		10	1～2
	フルニトラゼパム	サイレース®	中間作用型	24	0.5～2
	エスタゾラム	ユーロジン®		24	1～4
	ニトラゼパム	ベンザリン® ネルボン®		28	5～10
	クアゼパム	ドラール®		36	15～30
	フルラゼパム	ダルメート®	長時間作用型	65	10～30
	ハロキサゾラム	ソメリン®		85	5～10
オレキシン受容体拮抗薬	スボレキサント	ベルソムラ®	短時間作用型	10	15～20

＊1 一過性前向性健忘が起こる可能性がほかよりやや高い
BZ系はω1受容体（催眠作用），ω2受容体（抗不安・筋弛緩作用）に結合する．ω1にのみ選択的に結合するものを非BZ系という．
高力価で半減期が短い薬ほど依存・耐性が生じやすいため注意．
文献6より作成（オレキシン受容体拮抗薬について筆者追記）．

2）睡眠薬の処方

　不眠のタイプ，不眠を呈する疾患や薬物の鑑別を行い，睡眠衛生指導が前提にあることを確認したら，いよいよ睡眠薬の処方を考えます．BZ系睡眠薬は不眠のタイプ別に，入眠困難には超短時間作用型か短時間作用型を，中途覚醒や早朝覚醒には中間作用型を使用します（表2）[5]．熟眠困難や早朝覚醒には長時間作用型のBZ系睡眠薬はあまり効果がないとされ，翌朝まで眠気やふらつきなどの持ち越し作用が問題となるため，トラゾドン塩酸塩（デジレル®・レスリン®）やミアンセリン塩酸塩（テトラミド®），ミルタザピン（リフレックス®・レメロン®）などの抗うつ薬がよく使われます．またω1受容体に選択的に作用する薬剤（非BZ系と呼ばれる）は催眠・鎮静作用に比し筋弛緩作用が軽度で，反跳性不眠や退薬症状が生じにくいとされます．加えて夜間初診の患者は代謝能も不明であることから，超短時間作用型の非BZ系睡眠薬の処方が無難とされています[5]．

　最近ではBZ・非BZ系以外の睡眠薬も登場しています．メラトニン受容体作動薬であるラメルテオン（ロゼレム®）は，脳内のメラトニン受容体に作用し，体内時計を調節して睡眠と覚醒のリズムを整え，睡眠を促します．オレキシン受容体拮抗薬であるスボレキサント（ベルソムラ®）は，覚醒維持に作用する神経機能を抑制することで眠りを促します[7]．

これらの薬は記憶障害，筋弛緩，退薬症状，依存を招かない点で優先され，特に高齢者には比較的安心して処方できます[7]．一方でBZ・非BZ系に比べると即効性がなく患者からはあまり評判がよくないことが欠点です．

　トリアゾラムは，高度な依存性と健忘惹起作用があり，効果消失後に強い反跳性不眠・不安を呈しやすく，フルニトラゼパムは催眠作用が非常に強力で犯罪に使用されることもあるため，研修医がこの2剤を夜間外来で処方することは避けるべきです[3]．

　症例1の患者の不眠のタイプは入眠困難と中途覚醒であり，Psychological：心理的要因（仕事上のストレス）とPharmacological：薬理学的要因（アルコール）があり，身体的要因はなさそうです．そのため，睡眠衛生指導を行って以下の処方を考えました．

> 処方例
> ・ゾピクロン（アモバン®）1回7.5 mg，1日1回　寝る前　1日間
> または
> ・ブロチゾラム（レンドルミン®）1回0.25 mg，1日1回　寝る前　1日間

2　不安は誰しもが感じる"心の反応"である

　不安（anxiety）は，精神障害がなくても生じる正常な心の反応です．しかし不安が過剰になり，日常生活に支障をきたすようになると治療の対象になります．各不安症の具体的な提示は診断基準も細かいため割愛しますが，不安症群の治療は薬物療法と認知行動療法の併用が基本です．図2で示すように，治療薬は選択的セロトニン再取り込み阻害薬（selective serotonin reuptake inhibitors：SSRI）などの抗うつ薬が主体です．しかし抗うつ薬は効果発現までに2週間〜1カ月程度要するため，夜間外来では不安症群のすべてのタイプで使用可能なBZ系抗不安薬の「頓服処方」が基本となります．

1）具体的な商品名を出し処方を希望してくる患者は要注意！

　大多数の睡眠薬・抗不安薬が含まれるBZ系のなかには一部"ブランド品化"している薬があり，それらを指定する患者が少なくありません（表3）．そのような患者の多くは，その薬に依存していたり，転売などの違法行為目的であったりする可能性が高く，処方する際には十分注意してください[2]．また処方前には必ず「向精神薬の使用歴や飲酒習慣」を聞いてください．この質問をすることで「物質使用傾向（合法・違法にかかわらず，すべての嗜好品に対する"敷居"の低さ）の有無」が見えてくることも多いです．

　救急外来では，生活の困難を一切語らず「頭痛を主訴にエチゾラムを執拗に希望する患者」に遭遇することがあります．これらの患者のなかには市販薬を含めた鎮痛薬を乱用している患者が多くいます．エチゾラムは不安症のほかに筋収縮性頭痛，腰痛症など適応症が幅広く2016年10月まで長期処方が可能であったなどの理由で，頭痛を訴える患者にエチ

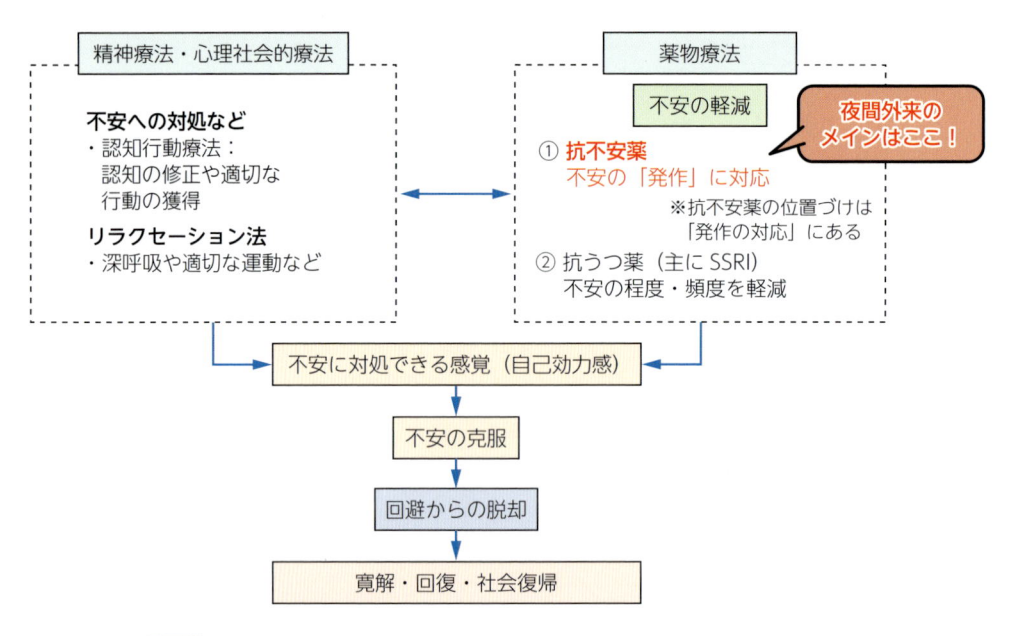

図2 不安症群の治療イメージ
不安症群の薬物治療の主体はSSRIなどの抗うつ薬であり，抗不安薬はあくまで
「不安の発作に対応」というイメージをもって処方する．

表3 依存・乱用が多く"ブランド品化"している薬剤

・トリアゾラム（ハルシオン®）
・フルニトラゼパム（サイレース®・ロヒプノール®）
・ゾルピデム（マイスリー®：非BZ系）
・エチゾラム（デパス®）
・アルプラゾラム（コンスタン®・ソラナックス®）

上記の薬剤はなるべく夜間外来で出さない．

ゾラム乱用者が多く，注意が必要です．エチゾラムには「独特のキレ・飲み心地のよさ」が
あり，非常に止めづらい薬で抗不安薬依存患者の大半はエチゾラム乱用者です[1]．

> **ここがピットフォール：医師は「白衣の売人」であってはならない**
> エチゾラム，トリアゾラム，フルニトラゼパムなどの"ブランド品薬（特にこの3剤）"
> は夜間外来以外でも基本的に処方しないよう心がけてください．

2) 夜間外来での抗不安薬は「不安の発作に対応するイメージで頓服処方する」

やむを得ず処方しなければならない場合，夜間外来であれば，不安に対しすみやかに効
果を発揮する「BZ系抗不安薬の頓服処方」が原則となります．しかし短時間作用型の高
力価の薬剤は耐性や依存を生じやすく，一方で長時間作用型は日中のふらつきや眠気など
の持ち越し作用が問題となるため，処方は数回分に留めることが重要です．

処方例
- ロラゼパム（ワイパックス®）1回0.5 mg　不安時頓服　2回分
- 高齢者の場合：
  クロチアゼパム（リーゼ®）1回5 mg　不安時頓服　2回分

3 患者の話をよく聞く

　不眠や不安に対し薬物療法のみで解決しようとするのは問題が多いことを示しました．求められた薬を処方するかしないかを決める前に，まず患者の話を聞いて状態を評価することが大切です．「出せない」と断る方法もありますが，やはり治療的対応をしたいものです．「薬を出す，出さない」のせめぎ合いにならぬよう，**患者の話をよく聞き，家族や同伴者から情報を得て，可能であれば彼らにも薬の管理などを協力してもらう**といった工夫も大切です．また，処方薬の問題に取り組んでいる旨のポスターなどを作成して待合室や診察室に提示したり，処方薬依存についての説明書を用意したりするなど病院単位で対応をすることで，個別対応の負担が軽減されます．

> **ここがポイント**
> 　救急や夜間外来では，漫然と処方することがないよう，頓服処方に留めつつ，翌日以降の精神科への受診を勧めることが大切です．

おわりに

　夜間外来の限られた時間のなかで治療しようとするほど薬に頼りがちになるのが悩ましい問題ですが，**最も大切なことは訴えの背景にある現実的困難がないかに着眼し，その困難が薬物療法で解決できるか否かを考える姿勢です．**

注釈：DSM-5では「依存（dependence）」と「乱用（abuse）」の文言が撤廃され，「使用障害（use disorder）」に一本化されました．今回はわかりやすいよう「依存」や「乱用」という言葉も使用しました[8]．

引用文献

1）松本俊彦：依存の問題〜常用量依存も含めて．「特集 睡眠薬・抗不安薬の適正使用を考える」，Modern Physician，34：653-656, 2014
2）松本俊彦，他：平成26年度厚生労働科学研究費補助金（医薬品・医療機器等レギュラトリーサイエンス政策研究事業）分担研究報告書 全国の精神科医療施設における薬物関連精神疾患の実態調査．2014
https://www.ncnp.go.jp/nimh/yakubutsu/report/pdf/J_NMHS_2014.pdf

3）三島和夫：不眠症の薬物療法の現状と課題．「特集 精神科薬物療法はどこに向かうのか」，臨床精神薬理，18：1437-1444，2015

4）伊藤 洋，佐藤 幹：不眠症における非薬物療法治療の適応と問題点．PROGRESS IN MEDICINE，22：1406-1410，2002

5）Inada K：[Knowledge regarding Proper Use Guidelines for Benzodiazepines]. Yakugaku Zasshi, 136：73-77, 2016

6）厚生労働科学研究・障害者対策総合研究事業「睡眠薬の適正使用及び減量・中止のための診療ガイドラインに関する研究班」および日本睡眠学会・睡眠薬使用ガイドライン作成ワーキンググループ：睡眠薬の適正な使用と休薬のための診療ガイドライン−出口を見据えた不眠医療マニュアル−．2013

7）Michelson D, et al：Safety and efficacy of suvorexant during 1-year treatment of insomnia with subsequent abrupt treatment discontinuation：a phase 3 randomised, double-blind, placebo-controlled trial. Lancet Neurol, 13：461-471, 2014

8）廣中直行：依存・嗜癖の基礎研究からみたDSM-5．日本アルコール・薬物医学会雑誌，51：268-274，2016

■ **参考文献・もっと学びたい人のために**

1）「いまどきの依存とアディクション プライマリ・ケア／救急における関わりかた入門」（松本俊彦，宮崎 仁／編），南山堂，2015
　　↑アルコール，危険ドラッグ，危険ドラッグ以外の違法薬物，ベンゾジアゼピン系抗不安薬・向精神薬，非向精神薬，OTC薬，その他のアディクション（過程嗜癖：特定の行為に執着する性向）をめぐる問題についてプライマリ・ケア医，精神科医双方の専門的意見が載っています．救急での対応のしかたも書かれておりすばらしい1冊です．

2）「抗不安薬プラクティカルガイド」（松永寿人／編著），中外医学社，2015
　　↑抗不安薬の薬物療法全般を網羅しています．入門書としては最適な1冊です．

Profile

坂田幹樹（Motoki Sakata）

医療法人爽神堂 七山病院
精神保健指定医．専門は精神科救急，リエゾン精神医学，精神腫瘍学．守備範囲の広い精神科医をめざし，日々奮闘しています．最近は岸和田徳洲会病院と連携し中毒診療，自殺予防にも力を入れています．七山病院は400年以上続く歴史ある精神科病院です．精神科に興味ある先生方は，ぜひ一度見学にいらしてください！

患者さんの不安を取り除く整腸薬の使い方

石井洋介

> ① 急性下痢症の多くは自然軽快するウイルス性腸炎です
> ② 夜間外来で出会う症例の場合は特に止痢薬や抗菌薬を出しにくいので，整腸薬による対応が主となります
> ③ 稀に急性虫垂炎の初期症状等の pit-fall があるので頭の片隅に入れておきましょう

はじめに

　成人を対象とした「下痢」一般に対してのガイドラインはありません．急性下痢症の多くはウイルス性腸炎であり，われわれ医療者からすれば自然軽快する「軽症」であるため，ガイドライン化するほどでもないということなのかもしれないですね．一方で，患者さん側からすると，**下痢による不安やQOLの低下はわれわれの想像以上に強く，夜間外来で急性下痢症に遭遇する確率は高いです**．当直中に「下痢で呼ぶな！」と怒る気持ちは患者さんの気持ちとギャップを生む可能性があります．

　本稿では整腸薬の一般的な知識を身につけることで，患者さんの不安を取り除き患者満足度の高い外来対応ができることをめざします．

1 急性下痢症の診断

　急性下痢症の多くはウイルス性腸炎によるものですが，一部で細菌感染症や急性虫垂炎の初期症状等が隠れていることがあるため，**検査や治療方針を決める前の病歴聴取や身体所見が重要です**．表1[1] を参考に鑑別診断を頭に思い浮かべながら診察を進めましょう．

表1 急性下痢症の診断のための手がかり

病歴		考えられる病原体/病因
熱のない，血性下痢を伴う腹痛		シガ毒素産生性大腸菌
血性の便		サルモネラ，シゲラ，キャンピロバクター，シガ毒素産生性大腸菌，クロストリジウム・ディフィシル，赤痢アメーバ，エルシニア
キャンプ，衛生処理されていない水の消費		ジアルジア
次の食物摂取と関連するもの	焼き飯	セレウス菌
	生の牛ひき肉あるいは芽野菜	シガ毒素産生性大腸菌（例えばO157：H7）
	生乳	サルモネラ，キャンピロバクター，シガ毒素産生性大腸菌，リステリア
	魚介類，特に生か調理不十分な甲殻類	コレラ，腸炎ビブリオ
	調理不十分な牛肉，豚肉，鶏肉	黄色ブドウ球菌，ウェルシュ菌，サルモネラ，リステリア（牛肉，豚肉，鶏肉），シガ毒素産生性大腸菌（牛肉，豚肉），セレウス菌（牛肉，豚肉），エルシニア（牛肉，豚肉），キャンピロバクター（鶏肉）
デイケアの利用		ロタウイルス，クリプトスポリジウム，ジアルジア，シゲラ
性的な糞口接触		シゲラ，サルモネラ，キャンピロバクター，原虫疾患
入院		クロストリジウム・ディフィシル，治療の副作用
HIV感染，免疫抑制		クリプトスポリジウム，微胞子虫，イソスポーラ，サイトメガロウイルス，マイコバクテリウム・アビウム・コンプレックス（MAC症），リステリア
疾患に関連する症状としての下痢		内分泌：甲状腺機能亢進，副腎不全，カルチノイド腫瘍，甲状腺髄様がん 消化器：潰瘍性大腸炎，Crohn病，過敏性腸症候群，セリアック病，乳糖不耐症，虚血性大腸炎，大腸がん，短腸症候群，吸収不良症候群，ガストリン産生腫瘍，VIP産生腫瘍，腸閉塞，分泌過剰を伴う便秘 その他：虫垂炎，憩室炎，HIV感染症，全身性の感染症，アミロイドーシス，子宮付属器炎
薬剤性あるいは他の治療に関連する症状としての下痢		抗菌薬（特に広域の抗菌薬），便秘薬，制酸薬（マグネシウム，あるいはカルシウムベースの），抗がん剤，コルヒチン，骨盤内放射線治療 低頻度：プロトンポンプ阻害薬，マンニトール，NSAIDs，ACE阻害薬，脂質異常症治療薬，リチウム
体重減少を伴う慢性下痢		ジアルジア，クリプトスポリジウム，サイクロスポーラ
妊娠		リステリア
最近の抗菌薬使用		クロストリジウム・ディフィシル
アナルセックス		単純ヘルペスウイルス感染，クラミジア，淋菌，梅毒
肛門痛や直腸炎		キャンピロバクター，サルモネラ，シゲラ，赤痢アメーバ，クロストリジウム・ディフィシル，ジアルジア
米のとぎ汁様の便		コレラ
共通の食物を摂取した複数の人間が急性に発症した場合		産生された毒素による食中毒 発症が6時間以内：黄色ブドウ球菌，セレウス菌（典型的には嘔吐を引き起こす） 発症が8〜16時間以内：ウェルシュ菌タイプA（典型的には下痢）
途上国への旅行		腸管毒素原性大腸菌が最もコモン 不衛生あるいは調理不十分な食事，糞便で汚染された水や食物であれば病原体はさまざまな可能性が考えられる（シゲラ，サルモネラ，赤痢アメーバ，ジアルジア，クリプトスポリジウム，サイクロスポーラ，エンテロウイルス）

文献1より引用．
※クロストリジウム・ディフィシル（*Clostridium difficile*）は2016年に"*Clostridioides difficile*"に菌名が変更されている．

鑑別診断を進める一方で一番重要な所見は脱水です．全身状態，心拍数の増加，口腔内乾燥，皮膚ツルゴール，毛細血管再充満時間（capillary refilling time：CRT）等を確認して，場合によっては脱水治療を優先する必要があります．

2 急性下痢症の治療：整腸薬は必要？

脱水もなく状態が落ち着いていれば鑑別を思い浮かべながら，**図**[1] を参考に急性下痢症の治療を考えましょう．

今回は特殊な急性下痢症の内容は詳細を割愛し，一般的な下痢症に対しての整腸薬利用（プロバイオティクス：後述の【コラム】参照）について記載していきます．

プロバイオティクスは *C. difficile* 感染症の予防をはじめ，最近では研究の進捗が著しい分野の1つですが，感染性下痢症に対して米国のガイドラインではエビデンス不足を理由に推奨されていません．一方で，下痢症へのプロバイオティクスの効果を示唆するメタアナリシス[2] もあるため紹介させていただきます．

この論文のポイントとして，下記のようなことがあげられます．

・プロバイオティクスの投与により下痢の持続時間は約25時間減る
・4日以上下痢が持続する割合は59％減る
・投与後2日目の下痢頻度は約1回減る
・これらの差はプロバイオティクスの菌種，菌種の数，用量，下痢の原因，重症度等とは関係なかった
・リスクはほとんどなかった

筆者の臨床経験からの見解としては，整腸薬投与のメリットは下痢の回復がほんの少し早くなる程度なのですが，デメリットはほとんどなく薬価も安いので「出すことによる心理的不安の解消等も含め，**患者満足度が上がるので出しておいてもよいのではないか**」です．

3 整腸薬の処方

早速ですが整腸薬をいくつか紹介していきます．ポイントとしては，① 抗菌薬と一緒に処方する場合には抗菌薬の影響で乳酸菌まで死んでしまうため，抗菌薬に耐性のあるR（resistant）製剤か，ミヤBM®を選択すること．② 高齢者や小児に処方する場合は，散剤か錠剤かでその後のアドヒアランスに関係してくるため剤形を考慮してあげることです．

① 酪酸菌製剤（ミヤBM®製剤）1回1g（1包），1日3回，毎食後
② ラクトミン（ビオフェルミン®配合散）1回1g（1包），1日3回，毎食後
③ ビフィズス菌製剤（ラックビー®微粒N）1回1g（1包），1日3回，毎食後

初期評価
発症経過，持続期間，重症度，脱水の程度，
バイタルサインおよび起立性の変化

脱水の治療
経口補水療法が望ましい
経静脈的脱水補正は重度の脱水か経口摂取困難な場合

病歴聴取やリスクファクターの評価（表1）

細菌性あるいは寄生虫疑い
（他のカテゴリーに当てはまらない場合）
追加のワークアップあるいは治療

次に示すそれぞれの状況に対して分析を行う

非感染性の疑い（臨床的に非感染性を示唆する経過）
・診断の補助のため便培養や寄生虫検査を考慮する
・疑われる診断に対して適切な検査を考慮する
・難しいケースでは内視鏡検査や生検が役立つ

産生された毒素による食中毒疑い（共通の食物の曝露を受けた複数の人間が16時間以内に発症している）
・一般的には臨床診断
・一般的には自然軽快する
・保存的加療をする
・特殊な検査の有用性は限られている
・保健所への報告

ウイルス性疑い（血性ではない，水様便，中等症，熱なし）
・検査は不要
・保存的加療
・ロペラミド／シメチコンの組み合わせが症状の期間を減らすかもしれない
・治癒確認のためのフォローアップ

市中感染の下痢症，あるいは旅行者下痢症
（特に便に血液が混じる場合や高熱を伴う場合）
・以下の病原体に対して培養・検査を行う：
サルモネラ，シゲラ，キャンピロバクター，シガ毒素産生性大腸菌（腸管出血性大腸菌；溶血性尿毒症候群の病歴がある場合），クロストリジウム・ディフィシル毒素A・B（最近抗菌薬や化学療法で治療された場合）

院内発症の下痢（入院あるいは施設入所して3日以上経過してからの発症，あるいは3カ月以内の抗菌薬使用）
・クロストリジウム・ディフィシル毒素A・Bの検査
・以下の場合は，サルモネラ，シゲラ，キャンピロバクター，シガ毒素産生性大腸菌の検査をする：院内での大流行，患者が65歳以上，複数の合併症，免疫抑制状態，好中球減少，肉眼的血便，全身性の腸管感染症の可能性

持続性の下痢〈7日以上〉（特に患者が免疫抑制状態の場合）
ジアルジア，クリプトスポリジウム，サイクロスポーラ，戦争イソスポーラの検査および炎症性のスクリーニングをする（便中ラクトフェリン）

患者が易感染性の場合
（特にHIV感染患者）
微胞子虫，マイコバクテリウム・アビウム・コンプレックス，サイトメガロウイルスの検査を加える

病原体に特異的な抗菌薬治療を考慮する
もし診断がはっきりしないままであれば，病歴やリスクファクターから考えうる病原体に対して特異的な検査を追加することを考慮
もしクロストリジウム感染であれば，可能な限りほかの抗菌薬を中止

保健所にしかるべき下痢性疾患を報告する（米国では，コレラ，クリプトスポリジウム，ジアルジア，サルモネラ，シゲラ，シガ毒素産生性大腸菌は報告すべき）

図 急性下痢症の治療アルゴリズム
文献1より引用.

表2 プロバイオティクスの機能と効果

直接的機能	① 腸管免疫系リンパ組織（GALT）の刺激，IgA抗体産生の亢進，サイトカインのバランスの修飾：発がん抑制，炎症性腸炎・アレルギーの軽減と予防，感染防御 ② 粘膜酵素の活性化，腸内物質の代謝促進：栄養改善や乳糖不耐症の軽減，毒性物質／有害物質の代謝・吸収・抑制
間接的作用	① 医療補助的効果：腸内フローラの活性化と欠陥フローラの補足，有害細菌の代謝抑制による整腸作用，腸内腐敗と毒性物質の抑制による腸管の運動改善・血流改善・栄養素の消化吸収改善 ② 保健栄養学的効果：生物活性物質による栄養改善，高血圧予防，感染予防 ③ 発がん物質の発生・代謝の抑制，免疫学的抗がん機能の亢進

文献5より引用.

【コラム】プロバイオティクスとは

　健常なヒトの消化管には約1,000種類，100～1,000兆個の腸内常在細菌が腸内細菌叢を形成して生息しています．プロバイオティクスはこの腸内細菌叢の是正や，病原細菌の定着阻止等を目的として古くから用いられ，近年ではメタゲノム解析の進化等もあり，炎症性腸疾患といった消化管疾患のみでなく，外科疾患，ICU管理下の重症疾患，2型糖尿病，アレルギー性疾患など消化管以外の疾患においても多くの報告がなされています．

　プロバイオティクスの定義としては2001年に国連食料農業機関（FAO）と世界保健機関（WHO）との合同専門会議において「適正な量を摂取したときに宿主に有用な作用を示す生菌」とされています[3]．プロバイオティクスの効果としては表2のように多くの生理的機能が期待されています[4]．

● 止痢薬は絶対に使ってはいけないの？

　本書を読んでいる研修医であれば，「急性下痢症に安易に止痢薬を出すべからず」は呼吸をするレベルで反芻していることでしょう．もちろん「下痢をしても水分摂取の促しをして，原則は止痢薬を使わない」が基本ですが，今回は「夜間救急」というシチュエーションも考慮して，あえて止痢薬の使い方も紹介しておきます．

　あえて紹介する理由として，患者さんの真の来院目的が「明日は大事な受験で，どうしても少しの時間だけ下痢を止めたい．そのためならその後多少調子が悪くなってもいい」というケースをはじめ，**どうしても下痢を止めてほしいというシチュエーション**に遭遇したことが筆者も数回あるため，いくつか選択肢をもっておくことで診療に幅が出るかもしれないことがあげられます．

　弱中強の3種類くらいを覚えておくと使いやすいと思います．

弱：タンニン酸アルブミン　1回1g，1日3回，毎食後
中：ベルベリン塩化物水和物（フェロベリン®配合錠）1回2錠，1日3回，毎食後
強：ロペラミド塩酸塩（ロペラミド塩酸塩カプセル）1回1mg（1カプセル），1日1～2回

4 症例検討：pit-fallに注意！

症 例

72歳男性，本日16時頃より嘔吐・下痢が出はじめた．19時までに3回の水様下痢があったため心配になり救急外来を受診．下血なし．

刺し身やカキ等の摂取はこの2～3日はないが，それ以前は記憶が曖昧．海外渡航歴なし．アレルギー歴なし．脳梗塞後で右半身に軽度麻痺ありだが独居で生活は自立している．抗血小板薬，降圧薬内服中．

バイタルサイン正常，腹部平坦・軟・心窩部にわずかな圧痛あり，蠕動音亢進，金属音なし．

筆者が経験した症例ですが，オチから言えば急性虫垂炎の初期症状としての急性下痢症でした．腹部所見の心窩部痛に少しだけ違和感を感じたことから，虫垂炎の可能性が除外できないと思い，採血を施行したところ白血球の上昇を認めたため，検査を進めて虫垂炎の診断に至ることができました．

麻痺があったためもしかすると右下腹部の痛みを感じなかったかもしれませんが，高齢者や小児では典型的な右下腹部痛が出現しないケースによく遭遇します．虫垂炎初期の症状として下痢嘔吐が出る場合があるため，ウイルス性胃腸炎と誤診されるケースがあります．その場合，一度受診して胃腸炎と診断されていることから次回受診が少し遅くなり，翌日に激痛で再診して手術に至るケースが多いです．帰宅をする場合でも少しでも可能性が考えられるときには，虫垂炎を疑う症状を伝えておくとよいでしょう．

虫垂炎の診断基準であるAlvarado scoreを復習しておきましょう（表3）．

表3 Alvarado score

心窩部から右下腹部への痛みの移動	1点
食思不振	1点
嘔吐	1点
右下腹部痛	2点
反跳痛	1点
37.3℃以上の発熱	1点
白血球数 10,000/μL以上	2点
白血球の左方移動（好中球＞75％）	1点

＊10点満点で，4点以下では虫垂炎は否定的（感度99％）．
7点以上の場合，急性虫垂炎が疑われる（感度76％）．

おわりに

　整腸薬の項目でしたが，急性下痢症治療一般について記載させていただきました．本稿を書くにあたっては，こちらが思っているより患者さんは違和感を感じて受診してきている可能性があるということを意識しました．胃腸炎で熱が出ることを知らない患者さんや，下剤を飲んでいることを知らずに下痢が続いていることを不安に思い受診するケースに遭遇したこともありました．これらは**良好なコミュニケーションをとることが最良の処方に**なることでしょう．

　また，ウイルス性腸炎と診断した場合にも感染拡大を防ぐために，標準的な予防策として，① 排便後の手洗いの徹底，② トイレを流すときには飛散を防ぐため蓋を閉める，③ タオルのシェアは避ける等を伝えるとなおよいと思います．

引用文献

1）Barr W, et al：Acute Diarrhea in Adults. Am Fam Physician, 89：180-189, 2014
　　https://www.aafp.org/afp/2014/0201/p180.pdf

2）Allen SJ, et al：Probiotics for treating acute infectious diarrhoea. Cochrane Database Syst Rev, 11：CD003048, 2010

3）World Health Organization & Food and Agriculture Organization of the United Nations：Joint FAO/WHO expert consultation on evaluation of health and nutritional properties of probiotics in food including powder milk with live lactic acid bacteria. 2002

4）辨野義己：プロバイオティクスとは．「特集 プロバイオティクス」，医学のあゆみ，207：811-814，2003

5）田中芳明，橋詰直樹：【総説】プロバイオティクスとプレバイオティクス−近年の話題−．栄養，2，2017

参考文献・もっと学びたい人のために

今回は抗菌薬投与が必要となるような細菌性腸炎や，小児の下痢症に関して触れていないため，以下の文献も通読しておくことをオススメします．

1）　一般社団法人日本感染症学会，公益社団法人日本化学療法学会 JAID/JSC 感染症治療ガイド・ガイドライン作成委員会 腸管感染症ワーキンググループ：JAID/JSC 感染症治療ガイドライン 2015 −腸管感染症−．日本化学療法学会雑誌，64：31-65，2016

2）　日本小児救急医学会診療ガイドライン作成委員会：小児急性胃腸炎ガイドライン 2017 年版．2017

Profile

石井洋介（Yosuke Ishii）

在宅医 / 消化器外科医
医療法人社団ユニメディコ山手台クリニック / お茶の水内科非常勤医師
日本うんこ学会会長
日本うんこ学会という消化器疾患の一般啓発活動をしています．この活動を応援してくれている薬師寺先生から「うんこの項目はぜひ」と依頼を受け執筆させていただきました．うんこじゃなくて整腸薬でした．最近「うんコレ」という消化器系ゲームアプリを作成したので，排便に悩みのある先生やゲームが大好きな先生はぜひ使ってみてください．

自信をもてる
制吐薬・鎮痙薬の使い方

川原加苗

① 救急外来で使う機会が多い制吐薬・鎮痙薬の効果のメカニズムを知る

② 既往歴・アレルギー歴を確認する

③ 女性なら妊娠の有無，授乳の有無を必ず確認する

④ ほかの内服薬との飲み合わせは大丈夫か確認する

はじめに

　　制吐薬とは，普段皆さんがよく処方している吐き気止めのことです．

　　嘔気は消化管，前庭系，化学受容体引金帯（chemoreceptor trigger zone：CTZ），大脳皮質，嘔吐中枢（vomiting center：VC），のいずれか，あるいは複数が刺激されることで生じます．この嘔気，嘔吐を抑制する薬物の総称が制吐薬です．

　　鎮痙薬とは内臓平滑筋の収縮や緊張を緩和して，それに伴う痙攣性疼痛を取り除く薬剤です．この鎮痙薬の代表がブチルスコポラミン臭化物（ブスコパン®）となっています．

　　この稿を読むことで皆さんが自信と根拠をもって制吐薬・鎮痙薬を使えるようになっていただけたら幸いです．

1 制吐薬

症 例

　25歳，妊娠6週の女性．腹痛，下痢・嘔吐の症状が持続して動けないとのことで救急要請され救急搬送となっています．診察，血液検査，腹部エコーよりウイルス性腸炎と診断．輸液で経過観察したところ症状改善してきたため帰宅の方針となりました．

　帰宅時，嘔気がまだ残存しているため制吐薬を処方しようと思います．アレルギーはありません．皆さんは何を処方しますか？

　この症例でのポイントは患者さんが妊娠6週の女性であるという点です．このため，この妊娠週でも投与可能な制吐薬は何か？ということを考える必要があります．

解答：メトクロプラミド（プリンペラン®）

　妊娠28日目〜50日目までは絶対過敏期（器官形成期であり，形態異常を起こすリスクが高いという意味から過敏性が高い時期）です．

　メトクロプラミドは血液−胎盤関門通過性は認められていますが，新生児に対する影響は認められていません．一方，ドンペリドン（ナウゼリン®）は動物実験において催奇形性が報告されています．

　この症例のように制吐薬は何気なくよく使う薬だと思いますが，いくつか種類があるなかから何を選ぶべきかを理由をつけて説明できますか？

1）嘔気・嘔吐のメカニズム

　ここからは自信をもって制吐薬を使いこなせるようになるために，嘔気・嘔吐のメカニズムについて解説したいと思います．

　嘔気・嘔吐は最終的に嘔吐中枢（VC）が刺激されることで生じますが，この嘔吐中枢への入力には4つの経路があり，それぞれの臓器に受容体が存在します．

　4つの経路には，図1に示すように消化管，前庭系，化学受容体引金帯（CTZ），大脳皮質があり，それぞれの臓器に嘔気・嘔吐の原因となる下記①〜⑤の受容体が存在します（図2）．

① ドパミン（D_2）受容体
② ヒスタミン（H_1）受容体
③ セロトニン（$5HT_3$，$5HT_4$）受容体
④ ニューロキニン（NK_1）受容体
⑤ アセチルコリン（M_1）受容体

　どの臓器にどの受容体が存在するかを確認しましょう．表1に示すように消化管，CTZ，大脳皮質にはドパミン受容体とセロトニン受容体が存在し，前庭系にはヒスタミン受容体，VCにはヒスタミン受容体，セロトニン受容体，アセチルコリン受容体が存在します．ニュー

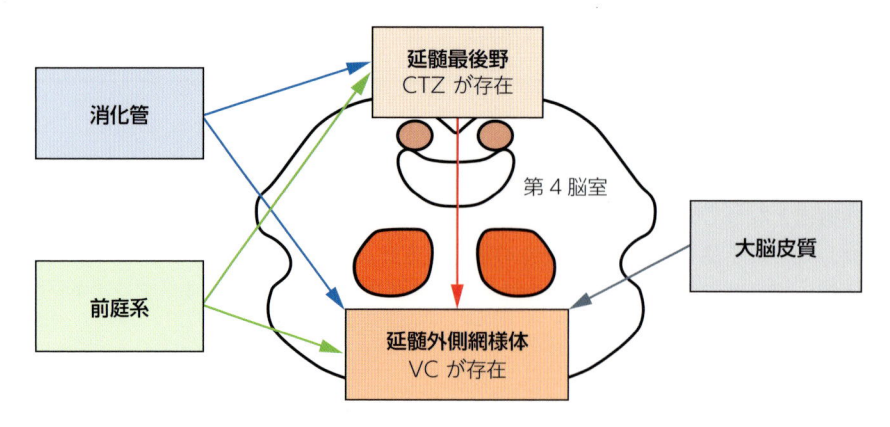

図1 嘔吐中枢への4つの入力経路

CTZ：chemoreceptor trigger zone（化学受容体引金帯）
VC：vomiting center（嘔吐中枢）

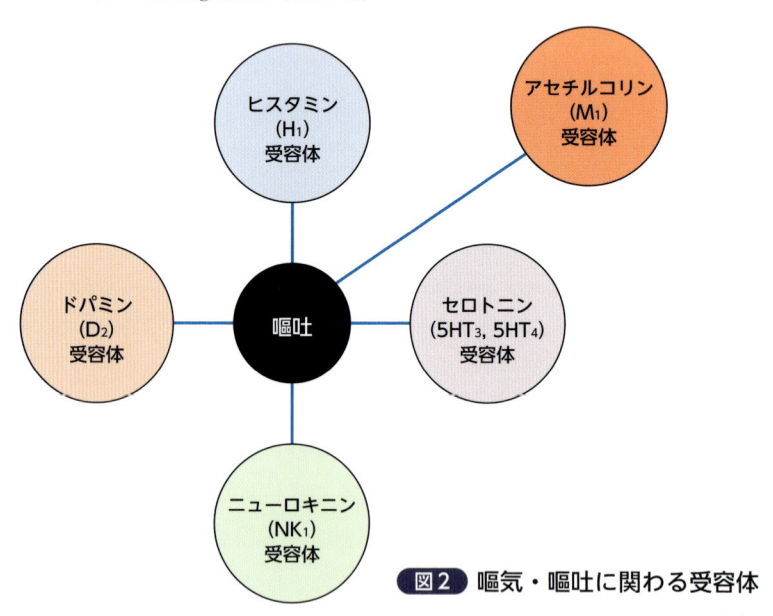

図2 嘔気・嘔吐に関わる受容体

表1 各臓器に存在する受容体

	存在する受容体
消化管	ドパミン受容体 セロトニン受容体
前庭系	ヒスタミン受容体
CTZ	ドパミン受容体 セロトニン受容体 ニューロキニン受容体
VC	ヒスタミン受容体 セロトニン受容体 アセチルコリン受容体 ニューロキニン受容体
大脳皮質	ドパミン受容体 セロトニン受容体

ロキニン受容体はCTZやVCに多く存在します．これらの受容体を拮抗する薬剤が制吐薬なのです．以下に各受容体の拮抗薬を示します．

① ドパミン受容体拮抗薬：
  ・メトクロプラミド（プリンペラン®）
  ・ドンペリドン（ナウゼリン®）
  ・プロクロルペラジンマレイン酸塩（ノバミン®）
  ・ハロペリドール（セレネース®）
② ヒスタミン受容体拮抗薬：
  ・ジフェンヒドラミンサリチル酸塩（トラベルミン®）
③ セロトニン受容体拮抗薬：
  ・グラニセトロン塩酸塩（カイトリル®）
  ・オンダンセトロン塩酸塩（ゾフラン®）
  ・アザセトロン塩酸塩（セロトーン®）
④ ニューロキニン受容体拮抗薬：
  ・アプレピタント（イメンド®）
⑤ アセチルコリン受容体拮抗薬：
  ・ブチルスコポラミン臭化物（ブスコパン®）

2）制吐薬の処方

　以上のように制吐薬は幅広いですが，救急外来でよく使うのはメトクロプラミド（プリンペラン®），次に使うのはドンペリドン（ナウゼリン®）やジフェンヒドラミンサリチル酸塩（トラベルミン®）です．

　ブチルスコポラミン臭化物（ブスコパン®）は**2**の鎮痙薬で詳しく説明します．

処方例
・メトクロプラミド（プリンペラン®）
　注射液：1A（10 mg/2 mL）静注，頓用
　内服薬：1回5〜10 mg（1〜2錠），1日3回，毎食前
　（禁忌）消化管出血・穿孔・腸閉塞，褐色細胞腫
　（注意）悪性症候群を誘発する可能性もある
・ドンペリドン（ナウゼリン®）
　内服薬：1回10 mg（1錠），1日3回，毎食前
　坐剤：1回60 mg（1個），1日2回を挿肛
　（禁忌）消化管出血・穿孔・腸閉塞，妊婦，プロラクチノーマ
　（注意）心室性不整脈を誘発する可能性あり．QT延長の場合には注意が必要
・ジフェンヒドラミンサリチル酸塩（トラベルミン®）
　内服薬：1回40 mg（1錠），1日3〜4回
　（禁忌）緑内障，前立腺肥大等の尿路閉塞疾患

（妊婦・産婦）投与しないことが望ましい

（授乳中）投与しないことが望ましいが，やむを得ないときは授乳を避ける

ここがポイント！

　三半規管・前庭系の異常によって起こる乗り物酔いの嘔気にはジフェンヒドラミンサリチル酸塩（トラベルミン®）を投与する！

　前庭系に存在する受容体はヒスタミン受容体で，この受容体を拮抗する薬剤がジフェンヒドラミンサリチル酸塩（トラベルミン®）である.

3）メトクロプラミドとドンペリドン，どちらを使う？

　ここでメトクロプラミド（プリンペラン®）とドンペリドン（ナウゼリン®）の違いについてですが…皆さん，ほかの人から質問されたときに自信をもって違いを説明できますか？

　今回，この稿を読んだ皆さんは，ほかの人よりも必ず自信がつくことと思います.

ここが大事なポイント！：メトクロプラミドとドンペリドンの違い

① 脳に届くか届かないか？

② 注射液があるかないか？

③ 妊婦に使えるか使えないか？

④ 授乳中に使えるか使えないか？

　この4点さえ押さえていれば，もう大丈夫です. 表2・図3にまとめました.

　妊娠中はメトクロプラミド，授乳中・Parkinson病などの錐体外路症状のある人はドンペリドンを使用します.

表2　メトクロプラミドとドンペリドンの違い

	メトクロプラミド	ドンペリドン
血液脳関門を通過するか（図3参照）	通過する	通過しない
注射液の有無	あり	なし
妊婦に使えるか	可	不可
授乳中に使えるか	不可	可
Tmax（最高血中濃度到達時間）	約1時間	約30分
T1/2（半減期）	約4.7時間	二相性：α…0.9時間　β…10時間

2 鎮痙薬

1）ブチルスコポラミン臭化物（ブスコパン®）の処方

　皆さんが腹痛に対して使用した経験のある薬物にブチルスコポラミン臭化物（ブスコパン®）があると思いますが，皆さんはどういう効果を目的として使いますか？

　図4の作用機序を理解して今まで以上にこの薬剤に自信をもちましょう．

・処方例

注射液：1回10〜20 mg（1/2〜1A）を静脈内または皮下，筋肉内に注射する．

内服薬：1回10〜20 mg（1〜2錠）を1日3〜5回経口投与する．

・禁忌

① 出血性大腸炎の患者

② 緑内障の患者

③ 前立腺肥大による排尿障害のある患者

④ 重篤な心疾患のある患者

⑤ 麻痺性イレウスの患者

・妊婦・授乳中の対応

妊婦または妊娠している可能性のある婦人には，治療上の有益性が危険性を上回ると判断される場合にのみ投与する．授乳中でも使用できるが，長期的に使用するのは避けるべきである．

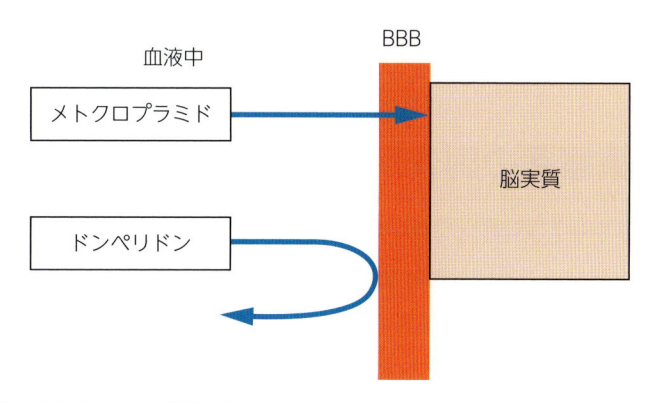

図3 血液脳関門の移行性

　　　メトクロプラミド（プリンペラン®）は血液脳関門（blood-brain barrier：BBB）を通り抜けて脳に届くため，錐体外路障害を起こすリスクが高い．

　　　ドンペリドン（ナウゼリン®）はBBBを通り抜けにくいため錐体外路症状の心配が少なくParkinson病の患者さんにも使える．

　　　〔ただしCTZにはBBBが存在しない．そのためドンペリドンもCTZを介して一部の中枢性の嘔気に対し効果がある〕

　　　文献1を参考に作成．

```
┌─────────────────────────────┐
│  アセチルコリンが内臓平滑筋を  │
│        活性化させる           │
└─────────────────────────────┘
              ↓
┌─────────────────────────────┐
│ アセチルコリンの働きを阻害すれば内臓平滑筋の │
│   動きを止めて痙攣を抑制できる   │
└─────────────────────────────┘
              ↓
┌─────────────────────────────┐
│  アセチルコリン受容体阻害薬として  │
│ ブチルスコポラミン臭化物（ブスコパン®）│
└─────────────────────────────┘
```

図4 ブチルスコポラミン臭化物の作用機序

2）ブチルスコポラミン臭化物がよく使用される症例

Case1：消化管の運動が亢進することによる痛み

Case2：胆嚢収縮による痛み

Case3：尿路結石による痛み（尿路の平滑筋を弛緩，拡張させる）

Case4：月経困難症の痛み（女性生殖器の痙攣を抑えることによる）

 使用するポイント！

　ブチルスコポラミン臭化物は，上記Case1〜4のように内臓平滑筋の活動亢進に伴うと思われる疼痛を軽減するときに使用します．

　腸閉塞・イレウスや腸炎のときには症状悪化につながるため，腹痛だからと簡単に投与することは避けましょう．禁忌事項以外に必ず腸閉塞・イレウスや腸炎などの症状や所見がないことを確認したうえで使用することです．

3 制吐薬・鎮痙薬の副作用

　メトクロプラミドやドンペリドン，ブチルスコポラミン臭化物の副作用にはショック，アナフィラキシー，錐体外路症状といった緊急性を要するものがあります．ドンペリドンの錐体外路症状出現率は0.03％とデータ化されていますが，ショック・アナフィラキシーの発現頻度は不明です．投与しやすい薬剤と思われがちですが重篤な副作用も稀にあるということを考えて投与しましょう．

　小児では錐体外路症状が発現しやすいことを念頭に置き，脱水状態や発熱時には過量投与にならないよう注意しましょう．高齢者では腎機能が低下していることが多いため高い血中濃度が持続するおそれがあることを考えて必要な場合のみ投与しましょう．

　また，例えば，二日酔いによる吐き気は，脱水やアセトアルデヒドの蓄積など，さまざまな要因で起こります．この場合，安易にメトクロプラミドやドンペリドンを投与するのではなく脱水補正を行ってもどうしても治まらないときに限って投与しましょう．

おわりに

　制吐薬・鎮痙薬の使い方は機序や副作用を知っている人と知らない人では大きな差が出てきます．ぜひ，機序を知ったうえで自信をもって使ってください．

　研修医の時期は学生時代と違って多くの方が悩みを抱える時期でもあることでしょう．私も本当に自分は医者に向いているのか，どうして女医さんはこんなに不利だろうかと非常に悩んだ時期がありました．初期研修を修了してからも同じです．患者さんのため，勤務先の病院のために頑張っていても理不尽なことや辛いこともあるかもしれません．

　以前，尊敬する先生が私に次のような言葉をくださいました．皆さんにもぜひ伝えたい言葉です．

　　『辛いときかもしれないが，今このときは君にとって chance だよ！ chance は前向きな
　　　人にしか catch できない．その chance を catch したら思い切り challenge しよう！』

　研修医の皆さんの力があってこその救急医療です．この稿を読むことで皆さんが救急に興味をもってくれると嬉しいです．

■ 引用文献・参考文献

1）「薬局ですぐに役立つ薬の比較と使い分け100」（児島悠史／著），羊土社，2017
2）「ER・ICUの薬剤110」（大野博司，志賀 隆／編著），メディカ出版，2015
3）林 昌洋：学際領域の診療 妊娠と薬物．日本産科婦人科學會雑誌，58：N.77-N.85，2006
4）社団法人 愛知県薬剤師会 妊婦・授乳婦医薬品適正使用推進研究班：「妊娠・授乳と薬」対応基本手引き（改訂2版）．2012
　　http://www.apha.jp/archives/002/ninpu/tebiki.pdf
5）アステラス製薬株式会社：プリンペラン® 医薬品インタビューフォーム．2017
6）協和発酵キリン株式会社：ナウゼリン® 医薬品インタビューフォーム．2016
7）エーザイ株式会社：トラベルミン® 医薬品インタビューフォーム．2018
8）サノフィ株式会社：ブスコパン® 医薬品インタビューフォーム．2017
9）ニプロ株式会社：ブチルスコポラミン臭化物注20mgシリンジ 医薬品インタビューフォーム．2015

Profile

川原加苗（Kanae Kawahara）

福岡徳洲会病院 救急科 医長
救急専門医
救命救急センターになることをめざし地元の春日市・大野城市・那珂川町だけでなく福岡市・筑紫野市・糟屋郡からの1次～3次までの救急車を年間約10,000件受け入れています．勤務中は忙しいですがさまざまな症例を経験できます．休みも充実しておりQOLを考えている方や女性にも優しい勤務現場です．興味がある方はぜひご一報ください．

知っておくべき
抗不整脈薬の使いどころ

岡田信長

> ① 「乙女の涙をぬぐうだけでは，その心までは救えない」
>   心電図に現れた不整脈をどうにか消すことが，重要なのではない．原因を考察し予後改善ができるような介入を！
> ② 発作性頻脈は，血行動態が安定しているか不安定かを意識し介入しよう
> ③ 心房細動は「抗不整脈薬での洞調律維持は行ってもよいが，ダメなら心拍数調整のみでも問題ない＋抗凝固療法するか否か検討する」と考える

はじめに

　本稿では不整脈診療における抗不整脈薬の位置づけを考え，救急外来や夜間病棟で比較的多く出会う不整脈とその治療薬の「これだけは」について述べたいと思います．

1　抗不整脈薬について

1）抗不整脈薬の位置づけ

　患者にとって洞調律は不整脈よりも QOL，予後ともによいはずです．

　しかし，「不整脈を抗不整脈薬によって洞調律維持する」ことに関しては予後改善と直結しないといわれています．基礎疾患（心疾患，肝腎疾患）や抗不整脈薬の副作用，催不整脈性を加味しない薬剤投与は，むしろ予後を悪化させる可能性があるからです．

　現在は中長期的にはカテーテルアブレーション，ペースメーカー，植込み型除細動器（Implantable Cardioverter Defibrillator：ICD）や基礎疾患のコントロールなどが重要視されています．

　　急性期でも不整脈の原因となりうる患者背景（貧血，電解質異常，甲状腺機能異常，敗血症や急性冠症候群など）の評価や内服薬の見直しは不整脈治療前（または同時）に行うべきです．

2）抗不整脈薬を投与するか？

　　では，夜間外来で不整脈に出会い，抗不整脈薬を使うべき場面とはどんなときでしょう？

　　不整脈患者で血行動態が不安定であったり強い症状を伴う場合，「頻脈であれば鎮静，カルディオバージョン」「徐脈ではペーシング」の適応となることが多く，抗不整脈薬が第一選択となることはほぼありません（補助や再発予防の立ち位置となります）．

　　つまり，抗不整脈薬の使用は血行動態が比較的安定しており，年齢や心機能，肝腎機能を加味したうえでその投与が患者にご利益があるときと限られているのです．

　　抗不整脈薬治療には明確なエビデンスは少なく，患者によってカスタムされるものですが，具体的にまず知っておいた方がいい適応として以下のようなものがあげられます．

・上室性頻拍の治療（洞調律維持，心拍数調整）
・短期的な洞調律維持や心拍数調整が循環動態の改善に寄与するとき
・心肺蘇生時やその後における心室性不整脈薬物治療（アミオダロンなど）

2 急性期治療の実際：上室性頻拍の治療

　　心電図から心臓で何が起きているかある程度想像することは重要です．

　　イメージ図を参考に現場で出会うことが多い上室性頻拍の治療についてみていきましょう（図1）．

　　代表的な上室性頻拍として発作性上室性頻拍（paroxysmal supraventricular tachycardia：PSVT），心房細動（atrial fibrillation：AF），心房頻拍（atrial tachycardia：AT），心房粗動（atrial flutter：AFL）などがあげられます．

　　ベースに低心機能の合併がある場合や高度の頻脈（＞180回/分など）以外は血行動態が安定していることが多いです．頻脈時，脈が不整のAF以外は心電図をパッと見ての判別が難しいこともあり，治療の意味も込めてCa拮抗薬やATPで脈を延ばして判別することがあります．

1）発作性上室性頻拍（PSVT）

　　PSVTのほとんどはWPW症候群に伴う房室回帰性頻拍（atrioventricular reentrant tachycardia：AVRT）と房室二重伝導路による房室結節回帰性頻拍（atrioventricular nodal reentrant tachycardia：AVNRT）です．理論的には伝導経路を抑えれば不整脈は停止するため，AVRTでは房室結節伝導を抑制する薬剤（ATP，Ca拮抗薬）あるいは副伝導路伝導を抑制する薬剤（Naチャネル遮断薬）を使用し，AVNRTでは房室結節伝導を抑

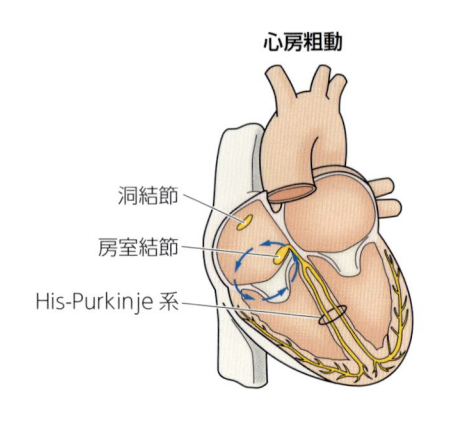
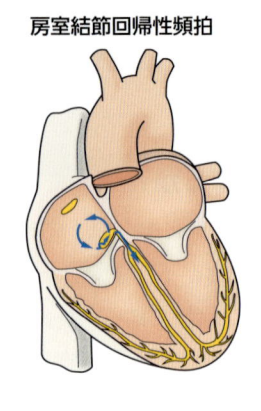
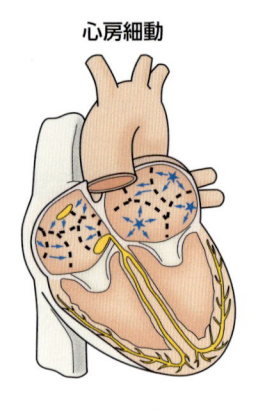

心房粗動　　　　　房室結節回帰性頻拍　　　　　心房細動

洞結節

房室結節

His-Purkinje 系

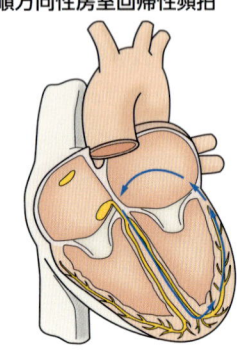
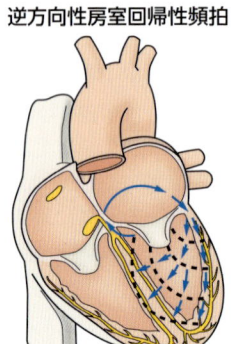
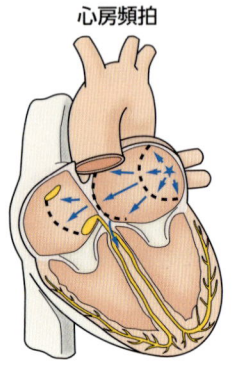
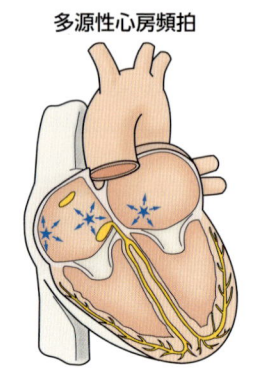

順方向性房室回帰性頻拍　　逆方向性房室回帰性頻拍　　心房頻拍　　　多源性心房頻拍

図1　上室性頻拍のイメージ

不整脈の発生機序は大きく自動能異常とリエントリーに分けられ，後者が8割を占める.
文献3より引用.

制する薬剤を使用すれば頻拍を高率に停止することができます.

　しかし，心電図から AVRT と AVNRT を判別することはおよそでしかできませんので，WPW症候群と診断できているものはNaチャネル遮断薬を用いてもよいですが，それ以外は共通している房室結節伝導抑制をまず試みます（図2）.

> **処方例1：ATP（アデホス-Lコーワ注）10 mg**
> 　後押し用の生理食塩液を用いて1秒で急速静注
> ＊投与時に胸部不快感が出ることを患者に説明する
> ＊12誘導心電図で記録しながら投与する
> ＊狭心症や喘息既往患者には用いない
> ＊AVRT の場合，心房細動（偽性心室頻拍）を誘発することがある
> ＊心室細動を起こす症例がごく稀にあるため，除細動器をそばに準備しておく

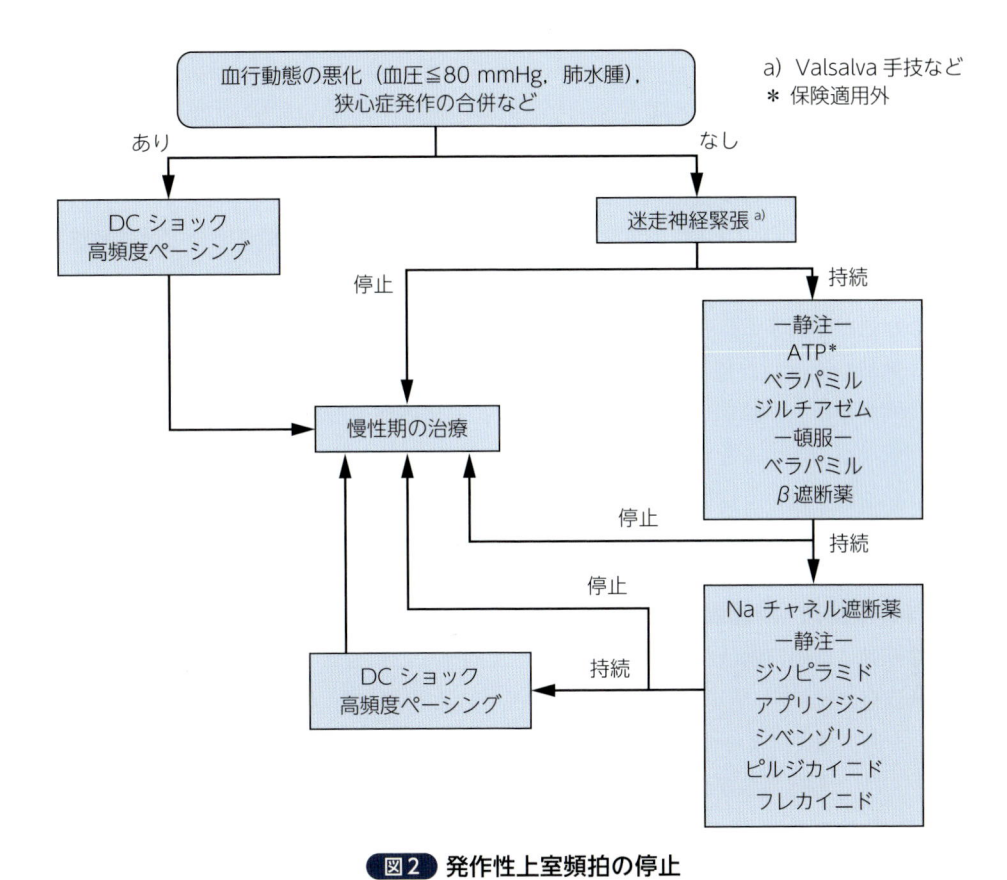

図2 発作性上室頻拍の停止
文献4より改変して転載.

処方例2：ベラパミル（ワソラン®静注）5 mg＋生理食塩液50 mL
　　　　　10分以上かけて投与し，頻拍停止時点で終了

＊Ca拮抗薬
＊陰性変力作用，血管拡張作用があるため，心機能低下，低血圧の症例の場合は使用しにくい
＊モニタリング下で投与し，心電図（徐脈化），バイタルサインに注意する

上記でも停止しない場合や偽性心室頻拍になった場合はNaチャネル遮断薬を試みます．

処方例3：ピルシカイニド（サンリズム®注射液）50 mg＋生理食塩液50 mL
　　　　　10分以上かけて投与し，頻拍停止時点で終了

＊Naチャネル遮断薬であり，心機能を落とす薬剤であることは知っておく必要がある
＊モニタリング下で投与し，心電図（QT延長，徐脈化），バイタルサインに注意する

2）心房細動（AF）

　　AFの治療のポイントは ① 心不全合併か否か？ ② 強い症状，著しい頻脈かどうか？ ③ 発症時間はいつか？ の3つです．

　　洞調律維持には薬剤の効果，副作用，忍容性なども影響してくるためJ–RHYTHM[5]，AFFIRM[6]，AF-CHF[7] などの試験でいわれているように，現在では「抗不整脈薬での洞調律維持は行ってもよいが，ダメなら心拍数調整のみでも問題はない」＋「抗凝固療法するか否か検討する」となります．

　　除細動を行い，積極的に洞調律維持が考慮されるときは，症状が強いAFの患者で発作時間が分かっており，発症48時間以内で，心房内血栓形成が否定的な場合となります．血栓形成が否定できない場合は経食道エコーで血栓の有無を確認します．血栓が否定されれば除細動を行い，血栓があれば3週間の抗凝固療法後，経食道エコーで再評価のうえ血栓がなければ除細動を行うことを検討します．

❶ 洞調律維持（除細動）

除細動には**処方例3**などのNaチャネル遮断薬を選択します．

＊注意：Naチャネル遮断薬により，AFからAFLに移行（または顕在化）することがあります．よって**処方例2**などのCa拮抗薬やβ遮断薬の併用で房室伝導抑制の先行を考慮する方がよいといわれています．

❷ 心拍数調整

心拍数調整は100回/分程度を目標としますが，徐脈になることには注意が必要です．薬はCa拮抗薬やβ遮断薬を使用し効かなければジゴキシンの使用を考慮します（**図3**）．

> 処方例4（内服）：ベラパミル（ワソラン®錠）1回40 mg　1日3回
> 処方例5（内服）：ビソプロロール（メインテート®錠）1回2.5 mg　1日1回
> ＊β遮断薬
> ＊併用も可能．心不全に注意する
> ＊帰宅させる場合は専門科外来に受診を指示する

　　心不全合併時には入院としジゴキシン，β遮断薬の使用を考慮します．

> 処方例6（静注）：ジゴキシン（ジゴシン®注）0.25 mg/1 mL（1A）＋生理食塩液50 mL
> ＊治療域が狭いことを知っておく
> ＊低カリウム血症，高カルシウム血症がある場合，中毒症状を起こしやすい
> ＊効果発現まで1時間以上かかるうえ，脈拍数低下は比較的緩やかである

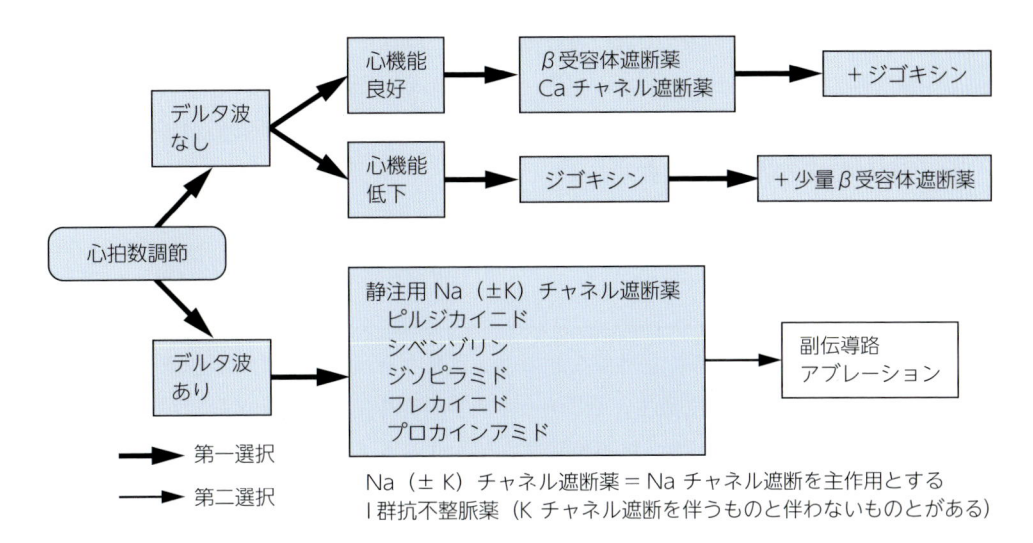

図3 心房細動心拍数調整のための治療選択肢

日本循環器学会，循環器病の診断と治療に関するガイドライン（2008年度合同研究班報告）：
不整脈薬物治療に関するガイドライン（2009年改訂版）．
http://www.j-circ.or.jp/guideline/pdf/JCS2009_kodama_h.pdf（2018年3月閲覧）より転載．

> 処方例7（静注）：ランジオロール（オノアクト®点滴静注用）50 mg/（1V）＋生理食塩
> 　　　　　　　液50 mL
> 　　　　　　　1γ（体重50 kgの場合3 mL/時）から開始し10γまでの範囲で調整
> 　　　　　　　する
> ＊β遮断薬
> ＊モニタリング下で投与し，心電図（徐脈化），バイタルサインに注意する

　本邦では心拍数調整への投与は保険適応外ですがアミオダロンの投与も効果があるとされています．

3）心房粗動（AFL）

　心房拍数は240〜340回/分程度で，房室伝導比によって心室拍数が変化します．

　つまり，1：4伝導であれば心室拍数100回/分以下となり，1：1伝導では心室拍数300回/分となります．血行動態不安定などに陥ることもあり，除細動を試みるのであれば電気的除細動を考慮してください．AFのようにNaチャネル遮断薬が奏効せずに増悪させることもあるため，基本Ca拮抗薬やβ遮断薬（内服：処方例4・5，静注：処方例2・7など）での心拍数調整を行うか，洞調律復帰をめざすのであればKチャネル遮断薬を使用します．

4）心房頻拍（AT），多源性心房頻拍（MAT）

　多くは心疾患既往を有さないことが多いですが，急性心筋梗塞，低カリウム血症，ジギタリス中毒やアブレーション治療後などと関連があり原因検索を行っておく必要があります．

Ca拮抗薬，β遮断薬（内服：処方例4・5，静注：処方例2・7など）で心拍数調整し，専門科に相談するようにしましょう．もちろん血行動態不安定のときは電気的除細動を行いますが，血行動態が不安定になるような場合は心疾患合併や難治が多いため，これも専門科に相談が望ましいです．

おわりに

皆さんは入院病棟や救急外来などのさまざまなセッティングで不整脈と出会うことになります．「不整脈の発生機序」や「チャネルや薬物作用」などイメージがつかずに苦手な人は多いでしょう．しかし，抗不整脈薬を使用するうえでこの苦手な部分の最低限のイメージをつかむことは重要です．「成書はちょっと…」いうあなた．個人的な勉強法なのですが，プライマリ・ケア，救急，集中治療などの月刊誌の不整脈特集を数冊，同時並行で読んでいただくと見えてくるものがあると思いますのでお勧めです．

引用文献・参考文献

1 ）日本循環器学会．循環器病の診断と治療に関するガイドライン（2008年度合同研究班報告）：不整脈薬物治療に関するガイドライン（2009年改訂版）．
http://www.j-circ.or.jp/guideline/pdf/JCS2009_kodama_h.pdf（2018年3月閲覧）

2 ）日本循環器学会．循環器病の診断と治療に関するガイドライン（2012年度合同研究班報告）：心房細動治療（薬物）ガイドライン（2013年改訂版）．
http://www.j-circ.or.jp/guideline/pdf/JCS2013_inoue_h.pdf（2018年3月閲覧）
↑上記2つのガイドラインは研修医の間に読んでおきたいですね．ダイジェスト版もありますので一読を．

3 ）Link MS：Clinical practice. Evaluation and initial treatment of supraventricular tachycardia. N Engl J Med, 367：1438-1448, 2012

4 ）「抗不整脈薬ガイドライン-CD-ROM版 ガイドラインの解説とシシリアンガンビットの概念」（抗不整脈薬ガイドライン委員会/編），ライフメディコム，2000

5 ）Ogawa S, et al：Optimal treatment strategy for patients with paroxysmal atrial fibrillation：J-RHYTHM Study. Circ J, 73：242-248, 2009

6 ）Wyse DG, et al：A comparison of rate control and rhythm control in patients with atrial fibrillation. N Engl J Med, 347：1825-1833, 2002

7 ）Roy D, et al：Rhythm control versus rate control for atrial fibrillation and heart failure. N Engl J Med, 358：2667-2677, 2008

8 ）Helton MR：Diagnosis and Management of Common Types of Supraventricular Tachycardia. Am Fam Physician, 92：793-800, 2015
↑英語が苦手でもフローチャートや表だけでも眺めてみてください．

Profile

岡田信長（Nobunaga Okada）

京都府立医科大学 救急・災害医療システム学 大学院生
救急やプライマリ・ケアの分野は今後も社会的にドンドン必要とされてくる分野だと思います．少しでも自身のできることを増やしながら，その地域の医療の力を底上げできるようなチームができればいいなと思っています．みんなで頑張りましょうね．

エビデンスをふまえた抗インフルエンザ薬の使い方

安藤裕貴

① 抗インフルエンザ薬の具体的なエビデンスを知っておこう

② ハイリスク群を見分けられるようになろう

③ 予防投与は健康保険適用外で処方可能

はじめに

　　抗インフルエンザ薬を処方したところ，その夜の救急外来に「子どもが薬を飲んだら，吐いてしまいました．それでも飲ませないといけないでしょうか」という問い合わせが来ることがあります．読者の皆さんはどのように対応したらよいのでしょう．「では吐き気止めを出しますので救急外来に来てください！」と答える人はいませんよね？ 抗インフルエンザ薬の使い方がわかっていれば，きちんとした Patient 1st の応対ができるはずです．流行期に漫然と抗インフルエンザ薬を処方していないか，確認するつもりで読み進めてください．

症 例

37歳，男性．

主訴：発熱．

現病歴：1月のある日．朝から寒気があったが我慢していた．夕方に熱感があったため検温すると39℃の発熱があった．2日前に一緒に仕事をした同僚がインフルエンザで今日から休んでいる．上気道症状はないが，インフルエンザだと思うので検査をしてほしいと訴えている．1人暮らし．

既往歴：特記すべきものなし．

内服歴：なし．

> **来院時現症**：バイタルサイン安定，咽頭発赤なし，頸部リンパ節腫脹・圧痛なし，肺野清，心雑音なし，皮疹なし，関節に圧痛なし．
> **迅速検査キット**：インフルエンザA（＋）．

1 抗インフルエンザ薬を出す？ 出さない？

さて，この患者に抗インフルエンザ薬を出すべきでしょうか．あるいは出さないという選択肢はあるのでしょうか．皆さんは普段どうしているでしょうか．これから抗インフルエンザ薬のエビデンスを確認しながら，検討してみたいと思います．

1) オセルタミビル（タミフル®）の効果

抗インフルエンザ薬として最も有名なのはタミフル®ではないでしょうか．世界のタミフル®の75％が日本で販売されているという報告があり，日本では特に有名な薬かもしれません．

そのタミフル®ですが，有効性についてはあまり知られていませんので2014年のCochrane Databaseのレビュー[1]から列挙します．

> **タミフル®の有効性**
> ・有症状期間を短縮（発熱期間を16.8時間短くする）
> ・肺炎のリスクに対するNNT 100※
> ・心血管イベントのリスクを減少
> ※NNT = number needed to treat．NNT 100は，100人に治療したら1人に効果があるという意味．

有効性がわかっているのは，これだけです．逆に無効だとわかったこともあります．

> **タミフル®が無効な事象**
> ・入院を減らす効果なし
> ・重篤な合併症を減少させる効果なし
> ・喘息児の重症化や入院を減らす効果なし

期待されていた，重症化を減らす効果はありませんでした．その反対に副作用の報告が多く，嘔気嘔吐が成人で4％，小児で5％，頭痛が3.1％，精神症状が1.1％ありました．

2) ザナミビル（リレンザ®）の効果

リレンザ®はタミフル®と違って吸入薬です．タミフル®は錠剤ですから，胃腸から吸収されるのに時間がかかります．ご存知の通り，インフルエンザウイルスは咽頭で増殖しますから，血行を介するより吸入した方がよさそうな気もします．タミフル®と同様，2014年のCochrane Databaseのレビュー[1]から有効性を列挙します．

リレンザ®の有効性
・有症状期間を14.4時間短縮
・肺炎のリスクに対するNNT 311

タミフル®とほぼ同じですね．無効だとわかったのもタミフル®と同様の点でした．さらに，吸入薬であるため喘息の既往があると発作を誘発しやすかったり，乳糖が使われているため乳製品アレルギーの患者には使用しにくかったりする薬です．何しろ高熱で苦しんでいる人が吸入するというのは結構辛いものがあります．認知症の高齢者や小児には使いにくいところです．

3) ラニナミビル（イナビル®）の効果

どうも雲行きが怪しくなってきました．抗インフルエンザ薬には期待されるほどの効果があるのでしょうか．副作用のことも考えなくてはなりません．

2014年に発売されたイナビル®はどうなのでしょうか．イナビル®の特徴は初回投与だけですみ，毎日服用しなくてすむところにあります．しかしイナビル®は日本でしか販売されていない薬で，エビデンスを探すのに一苦労します．というのも，米国で販売するために行った第II相臨床試験におけるプラセボとラニナミビル40 mgおよび80 mgとを比較したダブルブラインドのランダム化比較試験の結果，症状改善までの時間に有意差がありませんでした[2]．プラセボと有意差がなければ第III相臨床試験に進むことができません．開発を担当していたBiota社も開発を中断してしまいました．しかし，日本では承認されています．承認の根拠となった論文はダブルブラインドのランダム化比較試験なのですが，論文としては公表されておらず，厚生労働省の審議結果報告書に掲載されています．それによりますと，プラセボ群とイナビル®群とで有意差はなく，オセルタミビルとの比較で非劣性であったのが，承認根拠としてあげられています[3]．

単回投与だけで効果が出るということは，それだけ半減期が長いということです．万一副作用が出た場合には，副作用の半減期も長いことを覚悟せねばなりません．

イナビル®の効果
・プラセボと有意差なし
・オセルタミビルとの比較で非劣性

4) ペラミビル（ラピアクタ®）の効果

静注で使用できるのがラピアクタ®の特徴です．経口摂取できないような患者に適応があります．ラピアクタ®の効果をみてみましょう（図）[4]．

ラピアクタ®の有効性
・プラセボと比較し有症状期間を20時間短縮[5]
・オセルタミビルとの比較で非劣性[6]

これまでの抗インフルエンザ薬と似たようなものになっています．

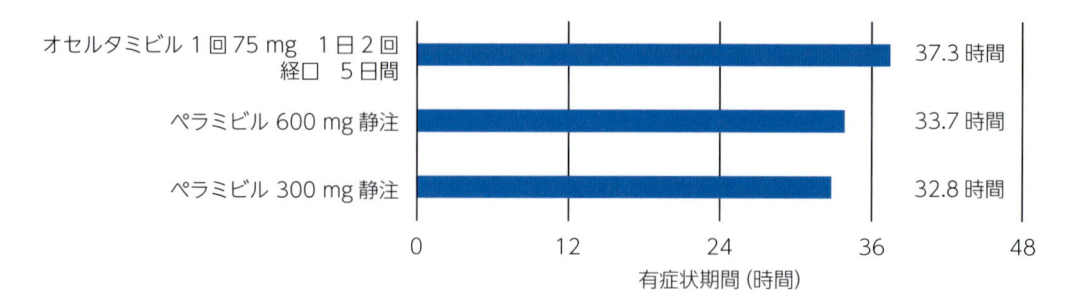

オセルタミビル 1回75 mg　1日2回 経口　5日間		37.3 時間
ペラミビル 600 mg 静注		33.7 時間
ペラミビル 300 mg 静注		32.8 時間

有症状期間 (時間)

図　ペラミビル（ラピアクタ®）の臨床試験
オセルタミビルと比較して有症状期間に有意差なく非劣性.
文献4より引用.

　経口摂取できないような重症者への使用を想定されて開発されたラピアクタ®ですが，重症者での検討もなされています．観察研究ではありますが，ラピアクタ®投与群と非投与群を比較したところ，ラピアクタ®投与群で死亡率が高く（$p < 0.0001$），敗血症やARDS（acute respiratory distress syndrome：急性呼吸促迫症候群）と診断されやすかった（$p < 0.0001$）という報告が出ています[4].

> **ラピアクタ®の重症者への効果に対する疑問**
> ・重症者の死亡率を下げるという期待に反する可能性
> ・同様に，重症者へ投与すると敗血症やARDSと診断されやすくなる可能性

2　世界の抗インフルエンザ薬投与の基準

　どうも抗インフルエンザ薬の効果はかなり怪しくなってきました．抗インフルエンザ薬が乱発されている日本の現状をかんがみるに，世界の事情も知らなければなりません．イギリスではCochrane Libraryが，タミフル®やリレンザ®を使用するときは効果と副作用のバランスを考えて使用することを推奨しています[1].米国の感染症コントロールセンターであるCDC（Centers for Disease Control and Prevention）は，「健康な人を抗インフルエンザ薬で治療する必要はない」と断言しています．さらには「**年齢や健康状態に重症化のハイリスク因子がある患者や，入院の必要な患者には，早期に抗インフルエンザ薬を使用する**ことが重要である」としており，リスクのある人とない人に分けて考えよと述べています[7].

> **ハイリスク群**
> ・喘息
> ・神経変性疾患
> ・鎌状赤血球症などの血液疾患
> ・COPD，嚢胞性線維症

- 心疾患（先天性，うっ血性心不全，冠動脈疾患）
- 腎障害
- 肝障害
- 代謝障害
- 病的肥満（BMI ≧ 40）
- 19歳未満の長期アスピリン使用者
- 免疫不全
- 65歳以上
- 5歳未満（特に2歳未満）
- 妊産婦（産後2週目まで）

 ここがポイント

健康な人への抗インフルエンザ薬の投与は効果と副作用のバランスをとって考慮する！

3 抗インフルエンザ薬の処方のしかた

　これまでの内容でわかる通り，抗インフルエンザ薬はかなり限定的な効果しかありません．また，抗インフルエンザ薬は作用そのものがウイルスの増殖を防ぐ薬であるため，早期に投与することが最も有効になります．発症後48時間を超えてからの投与は無効です[1]．そして，処方の際には，どのような作用や副作用があるのかを説明しなければなりません．

　筆者は必ず迅速検査をする前にリスクチェックを行います．リスクが全くない患者へは副作用や効果が乏しいことを説明して，処方をしないという選択があることを提示します．なお，タミフル®に関しては10歳代への使用を差し控えるようになっています．

処方例

- オセルタミビル（タミフル®）　1回75 mg　1日2回（朝夕食後）　5日間
  （副作用として嘔気嘔吐が多いことを必ず説明．10歳代への処方は不可）
- ザナミビル（リレンザ®）　1回10 mg（5 mgを2ブリスター）1日2回　5日間
  （気管支喘息の既往がある場合，吸入困難な場合には処方しない）
- ラニナミビル（イナビル®）　10歳以上の場合40 mgを単回吸入，10歳未満の場合20 mgを単回吸入
  （半減期が長いため万一副作用が出た場合には，副作用の半減期も長いことに注意を要する）
- ペラミビル（ラピアクタ®）300 mgを15分以上かけて単回点滴静注．
  重症例には，1日1回600 mgを15分以上かけて単回点滴静注するが，症状に応じて連日反復投与できる．
  （エビデンスは希薄，一般外来での使用は15分の点滴の間にほかの患者に感染させる可能性もあり推奨しない．入院の必要な重症例で使用を考慮する）

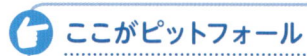
ここがピットフォール

リスクのない人には処方をしない，という選択肢があることを説明する！

4 予防投与のしかた

　予防投与は健康保険適用外ですので自費になることを説明します．値段がどれくらいになるかも知っておくとよいです．

> **処方例**
> ・オセルタミビル（タミフル®）　1回75 mg　1日1回　7～10日間
> 〔原則として妊婦や乳幼児がいる家族内発生のインフルエンザ，高齢者（65歳以上），慢性呼吸器疾患患者，慢性心疾患患者，代謝性疾患患者（糖尿病など），腎機能障害患者などのハイリスク群や，院内でのアウトブレイクの際に処方する〕

　タミフル® 75 mgの薬価は283円のため，10日間使用で2,830円となります．診察料や調剤料も合わせると5,000円以上となります．

> **処方例**
> ・ザナミビル（リレンザ®）　1回10 mg（5 mgを2ブリスター）1日1回　10日間
> （気管支喘息や慢性呼吸機能障害の既往がある場合，吸入困難な場合には処方しない）

　リレンザ® 5 mgの薬価は152.9円のため，10日間使用で3,058円となります．

> **処方例**
> ・ラニナミビル（イナビル®）　10歳以上の場合40 mgを単回吸入，10歳未満の場合20 mgを単回吸入
> （半減期が長いため万一副作用が出た場合には，副作用の半減期も長いことに注意を要する）

　イナビル® 20 mgの薬価は2,139.9円のため，10歳以上は4,279.8円となります．

おわりに

　冒頭の症例の場合は，典型的なリスクのないインフルエンザ患者になります．検査を希望されていますので，検査をする前に抗インフルエンザ薬の有効性と無効性，副作用に対する情報を説明しておきます．検査が陽性になっていますので，そのうえで患者さんに処方を希望するかを選択してもらいます．

　現在の日本では抗インフルエンザ薬に処方制限はありませんが，本来インフルエンザは抗インフルエンザ薬を飲まなくても治ります（self-limited）．リスクがない人は対症療法

で十分ですし，それは薬局でOTC薬を購入して対応することもできます．2017年1月からセルフメディケーション税制という医療費控除の制度もはじまりました．副作用の情報も与えずに患者に無闇に処方して，不利益を被ってしまうのは目の前の患者です．正しい知識を与え，正しい受診行動を処方できるようになりましょう．

■ 引用文献

1）Jefferson T, et al：Neuraminidase inhibitors for preventing and treating influenza in healthy adults and children. Cochrane Database Syst Rev, 4：CD008965, 2014

2）Plumb RH & Stern LM：Biota Reports Top-Line Data From Its Phase 2 "IGLOO" Trial of Laninamivir Octanoate. 2014
http://investors.aviragentherapeutics.com/releasedetail.cfm?releaseid=863626

3）厚生労働省医薬食品局審査管理課：審議結果報告書 ラニナミビルオクタン酸エステル水和物．2010
http://www.pmda.go.jp/drugs/2010/P201000050/430574000_22200AMX00925_A100_1.pdf

4）Hata A, et al：Safety and efficacy of peramivir for influenza treatment. Drug Des Devel Ther, 8：2017-2038, 2014

5）Kohno S, et al：Efficacy and safety of intravenous peramivir for treatment of seasonal influenza virus infection. Antimicrob Agents Chemother, 54：4568-4574, 2010

6）Kohno S, et al：Phase III randomized, double-blind study comparing single-dose intravenous peramivir with oral oseltamivir in patients with seasonal influenza virus infection. Antimicrob Agents Chemother, 55：5267-5276, 2011

7）Centers for Disease Control and Prevention：What You Should Know About Flu Antiviral Drugs. 2018
https://www.cdc.gov/flu/antivirals/whatyoushould.htm

Profile

安藤裕貴（Hirotaka Ando）

名古屋掖済会病院 救急科
ER型救急でPatient 1stもCritical 1stも両立させたいという夢に向かって，邁進中．夢と，若さと，情熱で日本の救急医療を変えるEM Alliance教育班にも在籍中．

疫学を意識した
肺炎に対する抗菌薬の使い方

福家良太

① 患者背景や重症度による起因菌の頻度をおさえ，疫学的に多いものを優先し，少ないものはカバーから外すという原則に基いて処方を考える
② 起因菌特定のために夜間外来でもできる検査があり，検査前確率を考慮したうえで施行する
③ ニューキノロン系抗菌薬を選択せざるを得ない場合，必ず結核の喀痰検査を行っておく

はじめに

感染症診療の原則は敵を知る，すなわち原因微生物を同定することですが，必ずしも最初の受診で同定できるわけではなく，想定しうる原因菌をある程度カバーする経験的治療（empiric therapy）が行われます．その際，グラム染色を行うことで初期から原因菌を同定できることもあります．しかし，夜間外来で入院の必要のない市中肺炎（＝軽症の市中肺炎）の患者を診療する際，通常と特に大きく違う点として夜間の検査体制には制約があるということがあげられます．グラム染色が難しい施設も多いでしょう．そのようなときも含めてどのように考えて抗菌薬を選ぶかを以下では述べていきます．

1 市中肺炎の起因菌

成人市中肺炎で特定できた起因菌として多いのは肺炎球菌，インフルエンザ菌，モラキセラ，マイコプラズマ，レジオネラ，クラミドフィラです．また，頻度としては「起因菌不明」が最多であり，ここには口腔内常在菌が関与していることも知られています．ただ

し，これはあくまでも「すべての重症度を含めた疫学」であり，軽症肺炎ではマイコプラズマ肺炎が肺炎球菌肺炎よりも多くなることも報告されています[1]．高齢者では誤嚥という要因も入ってくることから，口腔内レンサ球菌や嫌気性菌を考慮します．

これら以外の黄色ブドウ球菌，肺炎桿菌，緑膿菌のカバーは漏れると危険とされる重症例では入ってきますが，入院の必要がないレベルの市中肺炎であればルーチンでのカバーは不要です．

また，忘れてはならないのは結核の存在です．本邦の市中肺炎の年間罹患者数が推計200万人弱，肺結核の年間新規発症者数が約2万人であることを考慮すると，単純計算でいけば，市中肺炎患者の約1％に肺結核が存在することになります．後述する通り，この肺結核の存在を頭の片隅に置いたうえで抗菌薬治療を行わないと，肺結核の診断の遅れにつながることになります．

2 夜間外来でできる検査

夜間外来で起因菌を完全に特定することはなかなか難しいと思いますが，可能であれば推奨される検査があります（表1）．グラム染色やヒメネス染色は慣れていれば5〜10分，免疫クロマトグラフィー法を応用した迅速検査では15分で判定できます．ではすべての迅速検査を肺炎患者に全例行うべきかというと，それはお薦めしません．なぜなら，コストのこともありますが，検査前確率を考慮せずやみくもに検査を出しても精度が落ちるだけだからです．流行状況，病歴，症状，身体所見等をもとにある程度疑わしい症例へ検査を行うことで検査前確率を上げることができます．実際に，同じ検査でも研修医と指導医では検査前確率が異なるため検出感度に差が出ることが報告されています[2]．

検査前確率を上げるための補助ツールを示しておきます．マイコプラズマ肺炎に関しては日本呼吸器学会が非定型肺炎の鑑別項目を提示しています（表2）[3]．この鑑別項目は，特異度は高いですが感度が高くないため，除外診断には使いづらいです．レジオネラ肺炎を疑うスコアリングシステムとしてはWinthrop–University Hospital Criteria（表3）[4] がありますが，見てわかる通り煩雑なうえに感度も特異度もそれほど高いわけではありません．ただ，レジオネラ肺炎の特徴はよく出ているので，どんな項目があるのかをざっくりと頭に入れておくとよいと思います．また，これとは別に6項目だけの簡易スコア（表4）[5]も報告されており，使いやすいと思います．

表1 夜間外来でもできる肺炎の検査

検査	利点	欠点	その他
グラム染色	塗抹，染色，乾燥，鏡検まで慣れていれば5〜10分程度で判定可能 市中肺炎起因菌の多くが判別可能	喀痰が出ない患者もいる 良質な喀痰でなければあてにならない 夜間にできる施設が限られる	外来で行う場合，感染対策に留意する必要がある 検査技師全員がグラム染色を適切に行えるとは限らない
尿中肺炎球菌抗原	15分で判定可能 菌検出での特異度が高い	一度肺炎球菌感染症に罹患すると長期にわたって陽性が遷延することがある 保菌（特に小児）での偽陽性 ワクチン接種後の偽陽性 混合感染の見逃しリスク	保険診療上，尿中抗原と喀痰抗原の同時算定は不可
喀痰肺炎球菌抗原	15分で判定可能 尿中抗原よりも菌検出での感度が高い 菌検出での特異度が高い	口腔内に定着した起因菌でない肺炎球菌まで拾ってしまう	
ヒメネス染色	塗抹，染色，乾燥，鏡検まで慣れていれば5〜10分程度で判定可能	レジオネラ以外の菌も染色される 夜間にできる施設が限られる	外来で行う場合，感染対策に留意する必要がある 検査技師全員がヒメネス染色を適切に行えるとは限らない
尿中レジオネラ抗原	15分で判定可能 菌検出での特異度が高い	*Legionella pneumophila*血清1型以外のレジオネラに対する感度は非常に低い	*L. pneumophila*血清1型はレジオネラ肺炎の90%を占めるという報告もあれば半数程度という報告もあり，また温泉で検出されるレジオネラのなかでは5%以下との報告もある
マイコプラズマ抗体迅速検査	15分で判定可能	感度，特異度とも低くあまり実用的ではない リウマトイド因子に反応する	保険診療上，抗体検査と抗原検査の同時算定は不可
マイコプラズマ抗原迅速検査	15分で判定可能 菌検出での特異度が高い	感度が低い	

表2 市中肺炎における非定型肺炎を疑う項目

年齢60歳未満
基礎疾患がない，あるいは軽微
頑固な咳がある
胸部聴診上所見が乏しい
痰がない，あるいは迅速診断法で原因菌が証明されない
末梢血白血球数が10,000/μL未満である

4項目以上満たせば非定型肺炎が疑われる

文献3より引用.

表3 Winthrop-University Hospital Criteria（レジオネラ肺炎の鑑別）

臨床所見		検査所見	
頭痛	1点	低リン血症	4点
意識障害/脳症	2点	トランスアミナーゼ上昇	4点
傾眠	3点	ビリルビン上昇	2点
膿性痰	2点	尿潜血陽性	2点
軟便/下痢	3点	低ナトリウム血症	1点
腹痛	5点	クレアチニン上昇	1点
比較的徐脈	5点		
βラクタム系抗菌薬無効	5点		
急性腎不全	5点		
嗄声	−3点	寒冷凝集素上昇	−3点
耳痛	−3点		
乾性咳嗽/咽頭痛	−3点		
軽度〜中等度の血痰	−1点		
胸膜痛	−2点		
10点以上：強く疑われる 5〜9点　：疑われる 4点以下　：否定的			

文献4より引用.

表4 レジオネラ肺炎簡易スコア

体温＞39.4℃ 喀痰がない 血清ナトリウム濃度＜133 mEq/L LDH＞225 U/L CRP＞18.7 mg/dL 血小板数＜17.1万/μL
6項目中4項目を満たせばレジオネラ肺炎の可能性66% 1項目以下なら3%

文献5より引用.

3 具体的な抗菌薬処方例

　夜間外来では起因菌推定が難しいケースは多いと思われますが，入院不要の軽症肺炎でどこまでのカバーを行うかが問題です．疫学的に多いものを優先し，少ないものはカバーから外すという原則のもと，以下に抗菌薬処方例を示します．

1) 原因菌不明

- ・若年で非定型肺炎の可能性が低い場合：❶のみ
- ・細菌性肺炎を疑うが，非定型肺炎も考えられる場合：❶＋❸
- ・非定型肺炎を強く疑う場合：❸または❹
- ・誤嚥性肺炎を疑う場合：❶＋❷（❶のアモキシシリンは1回250 mgに減量）
- ・高齢で基礎疾患を有する場合：❶＋❷（❶のアモキシシリンは1回250 mgに減量），
  または❺

処方❶
　アモキシシリン（サワシリン®）1回500 mgを1日4回　7日間
処方❷
　アモキシシリン/クラブラン酸（オーグメンチン®配合錠250RS）1回1錠（250 mg/125 mg）を1日4回　7日間
処方❸（以下のいずれか）
　アジスロマイシン（ジスロマック®）　1回500 mgを1日1回　3日間
　アジスロマイシン（ジスロマック®SR）　1回2 gを1日1回　1日のみ
　クラリスロマイシン（クラリス®）　1回200 mgを1日2回　7日間
処方❹
　ドキシサイクリン（ビブラマイシン®）　1回100 mgを1日2回　7日間
処方❺
　レボフロキサシン（クラビット®）　1回500 mgを1日1回　7日間

＊補足1：アモキシシリンの血中濃度をより上げる方法として，痛風治療薬であるプロベネシド（ベネシッド®）を併用する方法があります．ただし，アモキシシリンはほかの薬剤との相互作用でも血中濃度が上昇しうるため，定期内服薬に注意が必要です．また，気道粘液溶解薬であるブロムヘキシン塩酸塩（ビソルボン®）を併用すると，気道分泌物中のアモキシシリン濃度が上昇したという報告もあります[6]．

＊補足2：マクロライド系，特にアジスロマイシンのドライシロップ（SR）はモチリン様作用（消化管蠕動ホルモンであるモチリンの作動薬として働き，消化管運動機能を亢進させる）により高率に下痢をきたすことが知られています．これに対しては消化管運動調律薬であるトリメブチンマレイン酸（セレキノン®）1回100 mgの同時内服を行うことで下痢の発現頻度が39.0 %から4.8 %に減少したとする報告があります[7]．

2）検査で原因菌が推定可能（細菌性肺炎かつβラクタム系抗菌薬アレルギーなし）

- 肺炎球菌疑い：❶（誤嚥性肺炎が疑われるなら❷を併用）
- インフルエンザ菌疑い：❶＋❷（❶のアモキシシリンは1回250 mgに減量）
- モラキセラ疑い：❶＋❷（❶のアモキシシリンは1回250 mgに減量）
- 黄色ブドウ球菌疑い：❸

> **処方❶**
> アモキシシリン（サワシリン®）1回500 mgを1日4回　7日間
> **処方❷**
> アモキシシリン/クラブラン酸（オーグメンチン®配合錠250RS）1回1錠（250 mg/125 mg）を1日4回　7日間
> **処方❸**
> セファレキシン（ケフレックス®）1回500 mgを1日4回　7日間

3）検査で原因菌が推定可能（非定型肺炎）

- マイコプラズマ疑い：❶または❷
- レジオネラ疑い：❸

> **処方❶**（以下のいずれか）
> アジスロマイシン（ジスロマック®）1回500 mgを1日1回　3日間
> アジスロマイシン（ジスロマック®SR）1回2 gを1日1回　1日のみ
> クラリスロマイシン（クラリス®）1回200 mgを1日2回　7日間
> **処方❷**
> ドキシサイクリン（ビブラマイシン®）1回100 mgを1日2回　7日間
> **処方❸**（以下のいずれか）
> レボフロキサシン（クラビット®）1回500 mgを1日1回　10～14日間
> シプロフロキサシン（シプロキサン®）1回200 mgを1日2回　10～14日間

4　ニューキノロン系抗菌薬と肺結核

　ニューキノロン系抗菌薬は結核菌に活性を有するため，本抗菌薬を選択せざるを得ないのであれば，喀痰の抗酸菌塗抹・PCR・培養の検査を必ず行っておくべきです．肺結核は画像検査で除外することは難しく，「上肺野の空洞陰影を伴う肺炎像」という教科書的な典型像をとらないこともしばしばあるため，呼吸器内科医でさえ画像だけでは判断に迷うことも多いです．肺結核において上肺野に病変を認めるのは，免疫正常者では68.1％であり，免疫不全者に至っては38.4％に過ぎません[8]．

　肺結核ではニューキノロン系抗菌薬投与により65.8～83％[9, 10]が3日前後で臨床症状

が軽快し，喀痰中結核菌検査の陽性率も73％低下する[11] などで診断が遅れ，最終的に結核治療開始が入院から21〜34日後[9, 12] まで遅れます（キノロン非曝露群では入院から平均で5日後に治療が開始されます）．これは周囲への結核感染リスクや認知の遅れに影響を及ぼしますし，結核診断前のニューキノロン系抗菌薬曝露により死亡リスクは1.8〜6.9倍に増加すると報告されています[9, 13]．

■ 文　献

1）Miyashita N, et al：Community-acquired pneumonia in Japan：a prospective ambulatory and hospitalized patient study. J Med Microbiol, 54：395-400, 2005

2）鈴木 陽：迅速診断キット結果の見極め．日本小児呼吸器学会雑誌，26：276-281，2015

3）「成人肺炎診療ガイドライン2017」（日本呼吸器学会成人肺炎診療ガイドライン2017作成委員会／編），日本呼吸器学会，2017

4）Gupta SK, et al：Evaluation of the Winthrop-University Hospital criteria to identify Legionella pneumonia. Chest, 120：1064-1071, 2001

5）Fiumefreddo R, et al：Clinical predictors for Legionella in patients presenting with community-acquired pneumonia to the emergency department. BMC Pulm Med, 9：4, 2009

6）Taskar VS, et al：Effect of bromhexeine on sputum amoxycillin levels in lower respiratory infections. Respir Med, 86：157-160, 1992

7）野口靖之，他：トリメブチンマレイン酸塩のアジスロマイシン投与後に発症する下痢に対する抑制効果．日本化学療法学会総会プログラム・講演抄録，58：342，2010

8）Kobashi Y, et al：Clinical features of immunocompromised and nonimmunocompromised patients with pulmonary tuberculosis. J Infect Chemother, 13：405-410, 2007

9）Wang JY, et al：Empirical treatment with a fluoroquinolone delays the treatment for tuberculosis and is associated with a poor prognosis in endemic areas. Thorax, 61：903-908, 2006

10）Dooley KE, et al：Empiric treatment of community-acquired pneumonia with fluoroquinolones, and delays in the treatment of tuberculosis. Clin Infect Dis, 34：1607-1612, 2002

11）Jeon CY, et al：Use of fluoroquinolone antibiotics leads to tuberculosis treatment delay in a South African gold mining community. Int J Tuberc Lung Dis, 15：77-83, 2011

12）Yoon YS, et al：Impact of fluoroquinolones on the diagnosis of pulmonary tuberculosis initially treated as bacterial pneumonia. Int J Tuberc Lung Dis, 9：1215-1219, 2005

13）van der Heijden YF, et al：Fluoroquinolone exposure prior to tuberculosis diagnosis is associated with an increased risk of death. Int J Tuberc Lung Dis, 16：1162-1167, 2012

Profile

福家良太（Ryota Fuke）

東北医科薬科大学医学部 感染症学
ブロガー医をやっていて，ブログ『EARLの医学ノート』（https://drmagician.exblog.jp）で敗血症をはじめとする感染症・集中治療領域の論文紹介，レビューを書いています．

尿路感染症に対する抗菌薬で困らないために知っておきたいこと

小林靖孟

① 尿路感染症の診断は慎重に．グラム染色が役に立つ！

② 自分のいる施設や地域のアンチバイオグラムを確認する

③ 抗菌薬開始時には投与期間まで決める習慣をつける

はじめに

　　尿路感染症はcommon diseaseと位置づけられ，初期研修医のみなさんも診療機会の多い疾患の1つと思われます．しかし「単純」「ワンパターン」には捉えられない場合もあり，さらに治療失敗は敗血症性ショックにつながるという難しさを含んでいます．本稿では尿路感染症の抗菌薬選択をテーマに，感染症診療の基本を確認していく機会にできればと思います．

1　尿路感染症の診断

1）膿尿 ≠ 尿路感染症

　　まず前提ですが「そこに細菌がいるだけ」では一般的には治療対象となりません．症状のない膿尿（細菌尿）は「無症候性細菌尿」と呼ばれます．つまり尿路感染症と診断するためには「尿路症状＋膿尿」を確認する必要があります．

2）尿路症状

　　それではどんな症状があるときに尿路感染症を考えるのでしょうか．

　　尿路とは腎臓，尿管，膀胱，尿道をさし，いずれかへの感染が症状として現れれば尿路

症状と捉えます．夜間外来で対応する尿路感染症のほとんどは膀胱炎と腎盂腎炎です．

膀胱炎では，排尿時痛，頻尿や尿意切迫，下腹部痛，肉眼的血尿を呈し，これらは膀胱刺激症状と呼ばれます．

腎盂腎炎では，急激な発熱や悪心嘔吐のような全身症状も多くみられますが，左右差のある側腹部痛や叩打痛が尿路症状に相当します．しかし胆嚢炎や虫垂炎でも同様の痛みを呈することもあるため，ほかの部位の感染症を除外していく必要があります．

ところで，膀胱刺激症状を呈する尿路感染症以外の疾患として膣炎があり，これは尿道炎や膀胱炎よりも頻度が高いといわれています．膣炎では帯下の増加や悪臭といった**性器症状**がみられ，尿路感染症を否定する材料として使えます[1]．

3）膿尿

続いて，尿路感染症診断のもう1つの要素である膿尿について確認していきます．

膿尿の定義は，中間尿や清潔に採取された尿で「10^5 CFU/mL 以上の細菌を認める」こととされています．CFU（colony forming unit：コロニー形成単位）とは，培養検査によって判定された菌量です．明らかに尿路症状がある場合は$10^2 \sim 10^4$ CFU/mLでも尿路感染症の診断に意義があるとされます[2]．ところが，培養検査には数日を要すことから，救急外来では厳密な意味での尿路感染症の診断に至らず，疑いや推測で診療を行うことになります．

尿中の細菌の存在を確認するための検査として，尿定性検査はどうでしょうか．一般に尿路感染症との関連が指摘される尿中白血球と亜硝酸塩の感度と特異度を**表1**に示します．

ここからは，亜硝酸塩（＋）であれば尿培養陽性と予測できそうである一方，白血球（－）で亜硝酸塩（－）であっても「尿路感染症がない」とはいえない，ということがわかります．発症間もない場合や，起炎菌が亜硝酸塩をつくらない菌（腸球菌や淋菌など）の場合には，白血球も亜硝酸塩も陰性になりえます．

 ここがポイント

尿定性検査で亜硝酸塩（＋）であれば，尿培養陽性を予測できる

表1 尿培養陽性に対する尿定性検査の感度と特異度

	感度（95％CI）	特異度（95％CI）
白血球（＋）	72（61-84）	82（74-90）
亜硝酸塩（＋）	54（44-64）	98（96-99）
白血球（＋）または亜硝酸塩（＋）	81（71-90）	77（69-86）
白血球（＋）かつ亜硝酸塩（＋）	43（23-64）	96（93-99）

文献3を参考に作成．

> **ここがピットフォール**
> 尿定性検査で白血球（－）かつ亜硝酸塩（－）でも，尿路感染症は否定できない

　治療の前段階，診断からすでに難しいですね．しかし，尿路感染症の診断は非常に難しいと知ることが，尿路感染症診療の第一歩です．診断推論とエビデンスに基づき，診察や検査の所見とリスクを評価して，方針を決定していくことになります．

4）グラム染色をしよう

　さてここで尿路感染症に役立つ診断手法として，グラム染色を紹介します．遠心しない尿検体をそのまま染色して，強拡大（1,000倍）で1視野に1個以上菌がいれば，培養の10^5 CFU/mL以上に相当するとされています[2]．細菌感染症では「感染臓器に，起炎菌は1種類が大量」という原則がありますので，同じ形状の菌ばかり大量にみられれば，それが起炎菌と考えられます．

2 尿路感染症の治療

1）「単純」にはいかない場合を知る

　診断の次は治療について考えていきましょう．感染症の治療では起炎菌を推定することが重要です．しかしその推定が「単純」とは限らないところに難しさがあります．
　尿路感染症において，表2のような要因がある場合には，耐性菌や抗菌薬選択に注意が必要な菌が関与している可能性を考えます．裏を返せば，このような要因がなければ単純性として対応ができるということですね．

2）尿路感染症の起炎菌

　続いて起炎菌をみてみましょう．単純性と複雑性では表3のように頻度が異なります[4]．
　単純性ではグラム陰性桿菌（Gram-negative rod：GNR）がほとんどで，複雑性ではグラム陽性球菌（Gram-positive coccus：GPC）や緑膿菌（*Pseudomonas aeruginosa*）の関与の可能性が出てきます．
　特殊な状況で現れる菌もあります．腸内細菌（*Enterobacter* spp. や *Citrobacter* spp.）はすでに抗菌薬投与が行われている場合など菌交代によって出現する場合が多く，黄色ブドウ球菌（*Staphylococcus aureus*）は膀胱カテーテル留置中など異物がある場合にみられます．ただし，尿路異物がない状況で，黄色ブドウ球菌が血液培養陽性となった場合には，尿路感染症よりも黄色ブドウ球菌菌血症として，感染性心内膜炎の精査を行わなければなりません．

3）アンチバイオグラムの活用

　最近では市中発症の感染症にあっても耐性菌の関与があるケースがみられていますが，

表2 尿路感染症で「単純」に考えてはいけない要因

複雑性尿路感染症	
解剖学的	男性，妊娠中
尿路閉塞機転	結石，腫瘍，前立腺肥大，神経因性膀胱など
尿路留置物	膀胱カテーテル留置中
環境，宿主要因	
環境	院内発症
既往歴や治療歴	尿路感染症の再発や再燃
免疫低下	高齢者，糖尿病，ステロイドや免疫抑制薬使用中
重症	敗血症

表3 尿路感染症の起炎菌とその性状・頻度

グラム染色像	推定される主な起炎菌	単純性	複雑性
中型 陰性桿菌 (GNR-M)	*Escherichia coli* *Klebsiella pneumoniae* *Proteus mirabilis*	89 % 4 % 4 %	32 % 5 % 4 %
	Enterobacter spp. *Citrobacter* spp.	− 	−
連鎖 陽性球菌 (GPC-chain)	*Enterococcus faecalis* *Enterococcus faecium*	0 %	22 %
小型 陰性桿菌 (GNR-S)	*Pseudomonas aeruginosa*	0 %	20 %
陽性球菌 塊状 (GPC-cluster)	*Staphylococcus saprophyticus*	0 %	1 %
	S. aureus（MSSA，MRSA）	−	−
大型 グラム陽性	真菌	−	−
細菌なし	*Chlamydia trachomatis* 尿路結核	− −	− −

頻度については文献4より引用．
MSSA：methicillin-sensitive *Staphylococcus aureus*（メチシリン感受性黄色ブドウ球菌）
MRSA：methicillin-resistant *Staphylococcus aureus*（メチシリン耐性黄色ブドウ球菌）

その状況は地域によって異なります．耐性頻度が10〜20 %より高くなるとその抗菌薬は第一選択としては使いにくくなってしまいます．そういった抗菌薬ごとの耐性の頻度については，病院や地域ごとに「アンチバイオグラム」として示されます．皆さんの病院や，地域の医師会などが作成しているはずですので，ぜひ確認してみてください．

4）尿路感染症に対する内服抗菌薬

❶ 第1〜2世代セフェム系〔セファクロル（ケフラール®）など〕

グラム染色でGNRが確認できた単純性膀胱炎ならば処方できると考えます．再発例や腎盂腎炎においては使用できません．

❷ アモキシシリン/クラブラン酸 (オーグメンチン®)

アモキシシリン単剤では耐性が問題となり推奨されませんが，βラクタマーゼ阻害薬であるクラブラン酸の配合により，単純性尿路感染症の起炎菌となるGNRに対応可能です．ペニシリン系なので腸球菌への効果も期待できる一方で，緑膿菌に対しては効果がありません．

❸ ニューキノロン系〔レボフロキサシン (クラビット®)，シタフロキサシン (グレースビット®) など〕

GNR，緑膿菌，黄色ブドウ球菌など多数の菌で効果が期待できます．しかし *E. faecium* には効果が微妙で，複雑性の起炎菌まですべてカバーできるとまではいえません．

一方で狙っていないのにカバーしてしまうのが結核菌です．高齢者の発熱症例で「尿がきたない」ことを根拠に膀胱炎としてレボフロキサシンを短期間投与してしまうと，症状がマスクされてしまううえにキノロン耐性獲得のリスクも出てきます．

E. coli などの耐性化が問題になっていることを考えても，代替可能な薬剤がある状況でニューキノロン系を単純性尿路感染症に対して第一選択として用いるべきではありません．もちろん，前述の通りアンチバイオグラムを参照して第二，第三選択として候補にあがることはあります．また，妊娠中は使えません．

❹ ST合剤 (バクタ®)

GNR，腸内細菌，腸球菌，*S. saprophyticus* も含めた，尿路感染症の主要な起炎菌すべてに高い効果をもっています．さらに，尿路での濃度が高くなる特徴があり，単純性であれば3日間の投与で十分と考えられます．

副作用としては，添付文書に「警告」として示されている血球減少や，高カリウム血症，皮疹などもありますが，理論的には短期間投与では問題にならないと思われ，実際に重篤な副作用の発生頻度はその他の抗菌薬と同程度です[5]．

グラム染色ができない場合や評価が難しい場合，重症ではないけれども複雑性の可能性が残る場合には，経験的治療として第一選択にするべきと思われます．ただし，アンチバイオグラムで耐性頻度が20%を超えるようであれば第一選択としづらくなります．こちらも妊娠中は使えません．

ここがポイント
グラム染色とアンチバイオグラムを参照して抗菌薬を考える

③ ケーススタディ

症例1

25歳女性.
前日からの排尿時痛と肉眼的血尿で救急外来を受診. これらの症状は今回が初めてと話している.
特に既往歴やアレルギーはなく, 最終月経は1週間前.
尿定性検査:白血球(+), 亜硝酸塩(+).

尿路感染症, 特に膀胱炎が疑わしい症例ですね.
症例1の診断と治療でどういったことに気をつけるべきか, 1つずつ確認してみましょう.
膀胱刺激症状があり, 尿定性検査から膿尿の存在も示唆されます. 診断は尿路感染症でよさそうです. 若年女性でバイタルサインも安定していますので, 単純性膀胱炎が最も考えられます.
尿のグラム染色をしたところ, 中型のGNRが多数みられました. 初回であり治療歴もないことから, 経験的治療として第1〜2世代セフェム系で十分と考えられます.
単純性膀胱炎の治療期間ですが, 3日間の短期間と, 5〜7日間の通常期間があり, 耐性菌による尿路感染症既往や宿主要因がある場合には通常期間とします. まずは処方量を飲み切るよう指示し, 飲み切っても症状が続くようであれば再度受診するよう説明します.

処方例
セファクロル(ケフラール®) 1回250 mg 1日3回 3日間

 ここがポイント

抗菌薬開始時には, 薬剤選択と同時に治療期間の設定が重要

症例2

45歳女性.
前日からの排尿時痛と肉眼的血尿で救急外来を受診. これまでに何度も膀胱炎になったことがある. 最近では2カ月前にレボフロキサシンで治療した. この1年間で3回目.
膀胱炎以外の既往歴やアレルギーはない. 最終月経は2週間前.
尿定性検査:白血球(+), 亜硝酸塩(+).

再発をくり返す膀胱炎と考えられます.
尿のグラム染色では中型のGNRが多数みられました. 治療失敗歴こそないものの抗菌薬使用歴があり, 耐性菌や腸内細菌への配慮は必要となりそうです. 地域のアンチバイオグラムを参照のうえで, ST合剤を選択することにしました.
単純性膀胱炎では尿培養は必須とまでは言いませんが, 再発をくり返す場合には尿培養

を提出して菌種や感受性を確認することは重要です．また，再発予防目的の長期抗菌薬内服も考慮されますが，これについては近医受診指示か後日泌尿器科外来コンサルトを行うところまでが夜間外来の対応と思われます．

> **処方例**
> ST合剤（バクタ®）　1回2錠　1日2回　3日間

■ おわりに

　今回示した処方例も時代や地域によって変わっていくので，アップデートされた第一選択薬や，自分の施設のアンチバイオグラムをときどき確認しましょう．一方で，基本的な感染症診療の姿勢は，時代や地域によって大きく変わりはしないので，初期研修の早い段階から意識づけすることをオススメします．

　「学問に王道なし」，今日も明日もグラム染色していきましょう！

■ 引用文献

1）Bent S, et al：Does this woman have an acute uncomplicated urinary tract infection？ JAMA, 287：2701-2710, 2002
2）「Interpretation of Diagnostic Tests, 8th ed」（Wallach J），Lippincott Williams & Wilkins, 2007
3）St John A, et al：The use of urinary dipstick tests to exclude urinary tract infection：a systematic review of the literature. Am J Clin Pathol, 126：428-436, 2006
4）「Reese and Betts' A Practical Approach to Infectious Diseases, 5th ed」（Betts RF），Lippincott Williams & Wilkins, 2002
5）塩野義製薬株式会社：バクタ®医薬品インタビューフォーム．2014

■ 参考文献・もっと学びたい人のために

1）「感染症レジデントマニュアル 第2版」（藤本卓司 / 著），医学書院，2013
2）「レジデントのための感染症診療マニュアル 第3版」（青木 眞 / 著），医学書院，2015
3）「感染症診療のロジック 患者さんのモンダイを解決するキホンとアプローチ法」（大曲貴夫 / 著），南山堂，2010
4）「内科当直医のためのERのTips ジェネラルケースのディープアプローチとエビデンス」（安藤裕貴 / 著），三輪書店，2017

Profile

小林靖孟（Yasutake Kobayashi）

国立病院機構 呉医療センター 救急部医師
広島大学大学院医歯薬保健学研究科 救急集中治療医学 臨床講師
広島出身，広島育ち，広島周辺で救急医として活動中．最近の目標は，真っ赤なカープスクラブをICLSやFCCSで恥ずかしがらずに着ること．病院前，救急外来，集中治療室を問わず，専門・業種の枠を超えて救急的思考を広めていくことが夢．「夢と，若さと，情熱で日本の救急医療を変える！」EM Alliance教育班所属．

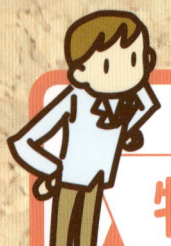
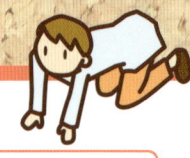

レジデントノート

特集関連バックナンバーのご紹介

2017年11月号 (Vol.19 No.12)

救急・ICUの コモンな薬の使い方

昇圧薬、抗不整脈薬、利尿薬、鎮静薬…よく使う薬の実践的な選び方や調整・投与方法を教えます

志馬伸朗／編

定価 2,000円＋税
ISBN 978-4-7581-1595-7

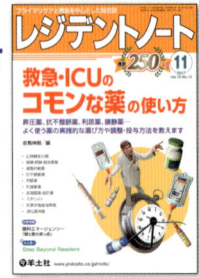

・鎮痛, 鎮静, 筋弛緩や昇圧薬に関する記載が前半にしっかりされており, 重要なものから説明されているのでわかりやすい.
・超具体的な投与方法で製剤の剤形や50 kg換算の投与量, 薬価が書かれておりすごく役に立ちました.

2016年7月号 (Vol.18 No.6)

同効薬の使い分け なぜこの薬を選ぶ?

降圧薬・利尿薬など、よく使う薬の患者に合わせた考え方

菅原　斉／編

定価 2,000円＋税
ISBN 978-4-7581-1571-1

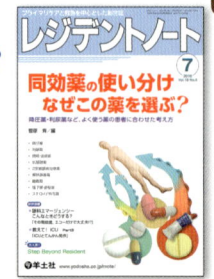

何となく多くの患者さんに共通して使われていることの多い薬剤もわかってきたところで, よくある基礎疾患の薬剤を整理できて大変勉強になりました.

増刊2015年4月発行 (Vol.17 No.2)

新・日常診療での 薬の選び方・使い方

日頃の疑問をズバッと解決!

本村和久, 徳田安春,
岸本暢将, 堀之内秀仁,
本田　仁／編

定価 4,500円＋税
ISBN 978-4-7581-1549-0

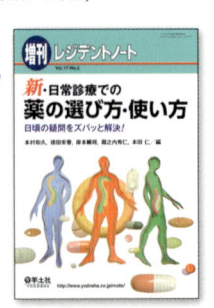

処方時のポイント・気をつけるべき内容が記載されており, とても参考になりました. 診療の傍らにおいていつでも見たいと思います.

2014年10月号 (Vol.16 No.10)

いつもの対症療法を 見直そう!

根拠をもって対処・処方するために

一瀬直日／編

定価 2,000円＋税
ISBN 978-4-7581-1539-1

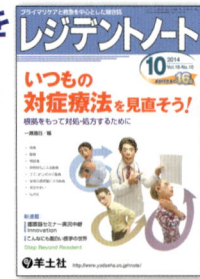

・対症療法についてエビデンスにもとづき記載があり非常に参考になりました.
・「これがきたら, これ」という一対一対応を見直すきっかけになりました.

特集とあわせてご利用ください!

詳細は www.yodosha.co.jp/rnote/index.html

最新情報もチェック ➡ 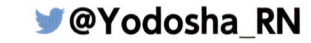 **f residentnote**　　🐦 **@Yodosha_RN**

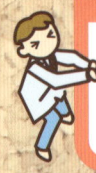

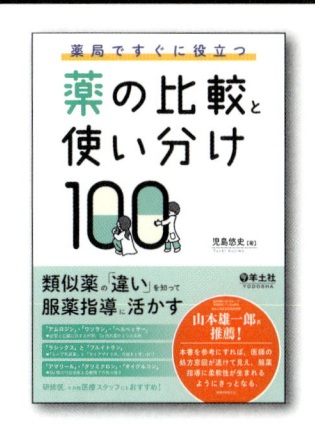
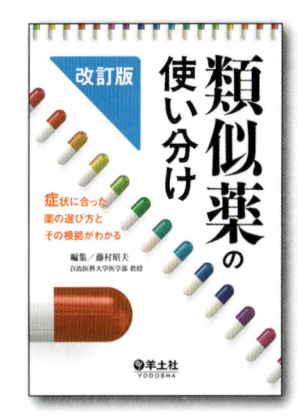

患者を診る　地域を診る　まるごと診る

総合診療の
Gノート

General Practice

■ 隔月刊（偶数月1日発行）　■ B5判
■ 定価（本体 2,500円＋税）

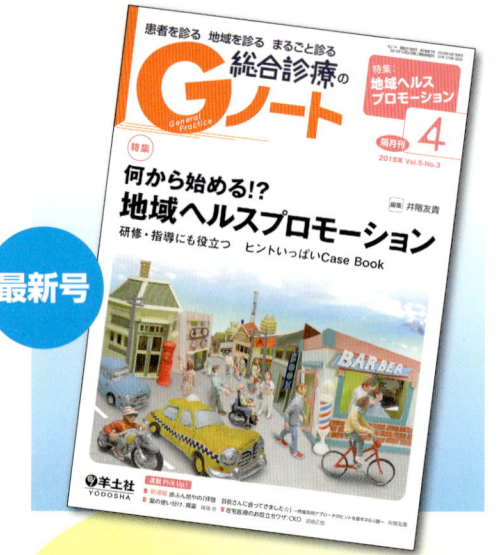

最新号

2018年4月号 (Vol.5 No.3)

何から始める!?
地域ヘルスプロモーション

研修・指導にも役立つ　ヒントいっぱいCase Book

編集／井階友貴

- プライマリ・ケアのACCCA ～ACCCAから地域へ踏み出す一歩を考える
- PRECEDE-PROCEEDモデル ～地域全体を巻き込んだ健康づくりの理論と実際
- 多職種連携 ～多職種で共通のビジョンをもとう
- 住民協働・住民活動 ～住民のパワーを引き出すきっかけづくり
- CBPR ～コミュニティをエンパワメントする実践研究
- 健康の社会的決定要因 ～地域のなかで健康の社会的要因について考える
- ソーシャル・マーケティング
  ～民間事業者の顧客獲得ノウハウを公的な保健事業に取り入れる
- 医療・福祉政策 ～行政や多職種とともに住民のニーズに向き合う

「地域ヘルスプロモーションって何をどうすればいいの?」とお悩みの方必見! **具体的なCaseで実践のコツが学べる!**

2月号
(Vol.5 No.1)

「薬を飲めない、
飲まない」問題

処方して終わり、じゃありません!

矢吹　拓／編

2017年

12月号
(Vol.4 No.8)

プライマリ・ケア医だからできる
精神症状への関わりかた

よりよい考え方、話の聴き方、向き合い方

増田　史, 高尾　碧, 豊田喜弘, 森川　暢／編

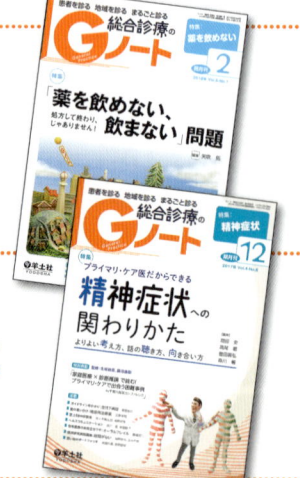

次号予告

2018年6月号 (Vol.5 No.4)

テーマ　もしも一人診療所の医師だったら
いざというとき求められる各科手技（仮題）
～各科専門医からみた, 総合診療あるある～

齋藤　学, 本村和久／編

発行 羊土社

連載も充実！

総合診療で必要なあらゆるテーマを取り上げています！

忙しい診療のなかで
必要な知識を効率的に
バランスよくアップデートできます！

聞きたい！ 知りたい！ 薬の使い分け

日常診療で悩むことの多い治療薬の使い分けについて，専門医や経験豊富な医師が解説します！患者さんへの説明のコツも伝授！

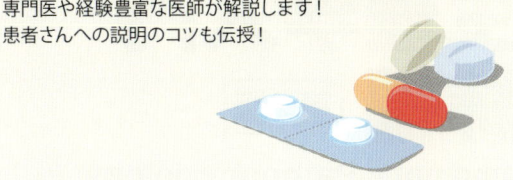

ガイドライン早わかり

（横林賢一，渡邉隆将，齋木啓子／編）

総合診療医が押さえておくべき各種ガイドラインのポイントをコンパクトにお届けします！

なるほど！ 使える！在宅医療のお役立ちワザ

在宅医療の現場で役立つツールや，その先生独自の工夫など，明日からの診療に取り入れたくなるお役立ちワザをご紹介！

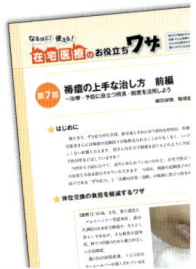

誌上EBM抄読会

診療に活かせる論文の読み方が身につきます！

（南郷栄秀，野口善令／編）

エビデンスを知っているだけでなく，現場での判断にどう活かしていくか，考え方のプロセスをご紹介します．実際のEBM抄読会を誌上体験！

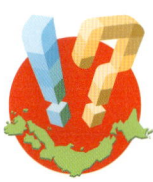

優れた臨床研究は，あなたの診療現場から生まれる

（福原俊一／監修　片岡裕貴，青木拓也／企画）

研究をやりたいけれど「何から始めればよいかわからない」「上手くいかない」など，不安や悩みをもつ方へ！臨床現場でどう実践するか，実例をもとに解説！

実践講座

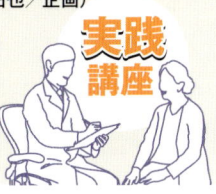

どうなる日本！？ こうなる医療！！

これからの医療をめぐる環境がどう変わっていくのか，医療提供システムはどのように変わっていくべきかなど，さまざまなテーマを取り上げます！

思い出のポートフォリオを紹介します

印象に残ったポートフォリオの実例を難しかった点・工夫した点などにフォーカスしてご紹介いただくコーナー．ポートフォリオ作成・指導のヒントに！

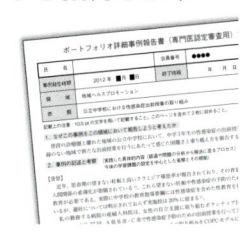

みんなでシェア！ 総合診療Tips

総合診療の現場で今から使える＆ずっと役立つTipsを，全国各地の専門医プログラムがリレー形式で紹介．各プログラム一押しのTipsを，みんなでシェアして，レベルアップ！

本コーナーはWebでもお読みいただけます！ ➡ QRコードからGO！

年間定期購読料　国内送料サービス

通常号（隔月刊6冊）　定価（本体15,000円＋税）	通常号（隔月刊6冊）＋増刊（増刊2冊）　定価（本体24,600円＋税）	
通常号＋WEB版※　定価（本体18,000円＋税）	通常号＋WEB版※＋増刊　定価（本体27,600円＋税）	

※WEB版は通常号のみのサービスとなります

詳細は www.yodosha.co.jp/gnote/

最新情報もチェック ➡ f gnoteyodosha　🐦 @Yodosha_GN

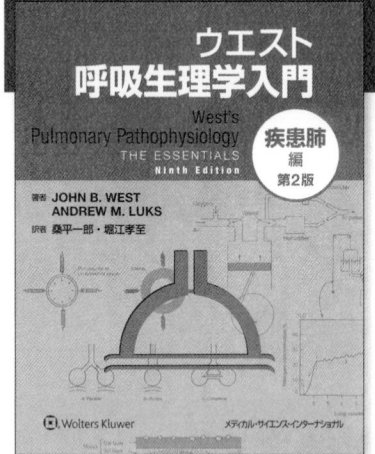
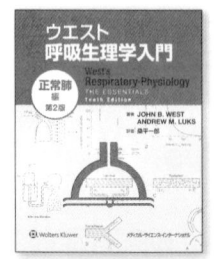

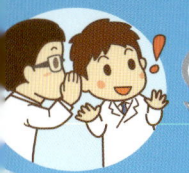

シリーズ編集／五十嵐 岳（聖マリアンナ医科大学 臨床検査医学講座）

第15回　ホルマリン固定すればすべて診断できる?

山下理子

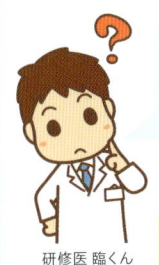

研修医 臨くん

診断のため，採取した組織を丸ごとホルマリンに入れて組織診断に提出したら，指導医に注意されてしまいました．
どうしてでしょう？

いい質問だね．
ホルマリンに入れたら，基本的には組織診だけしかできなくなる．組織診以外の検査が必要かどうかも，考えよう．

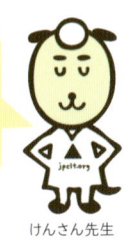

けんさん先生

 ## 解 説

● 必要な検査は組織診だけ？

　組織診は，疾患の方向性を決めたり，良性悪性の判定に威力を発揮するパワフルな検査ですが，いったん10％ホルマリンで固定してしまうとその組織はほかの検査に使えなくなってしまいます．もし，臨床所見，画像所見，血液検査所見から，感染症，非上皮性腫瘍の可能性があれば，ホルマリンに入れる前に下記の検査提出を検討しましょう．「さいふなし」と覚えてくださいね（表）．

● "さいふなし" を行うことで診断が変わる例

・**腎生検，心筋生検，一部の皮膚生検**：蓄積病などは電子顕微鏡検査で確定します．
・**骨軟部腫瘍，稀突起膠腫など主に非上皮性の悪性腫瘍**：組織診であたりをつけて，FISHやPCRによる精密な遺伝子検査で診断確定する場合があります．FISHは，上皮性腫瘍では固定した材料でも提出できますが，冷蔵や凍結で提出するのが一般的です．
・**リンパ腫，血液疾患**：フローサイトメトリー法は病理診断の参考になります．また，G分染法を後日確認することが，病理診断の検証になります．さらに，FISH検査はWHO分類に基づく診断の一助となります．

表	ホルマリンに入れるとできなくなる検査の例
さ	細菌学的検査（塗抹，培養，抗酸菌PCR）
い	遺伝子関連検査（FISH，PCR）
ふ	フローサイトメトリー法，G分染法
な	捺印細胞診，電子顕微鏡検査
し	迅速診断，蛍光抗体法，脂肪染色，筋生検など

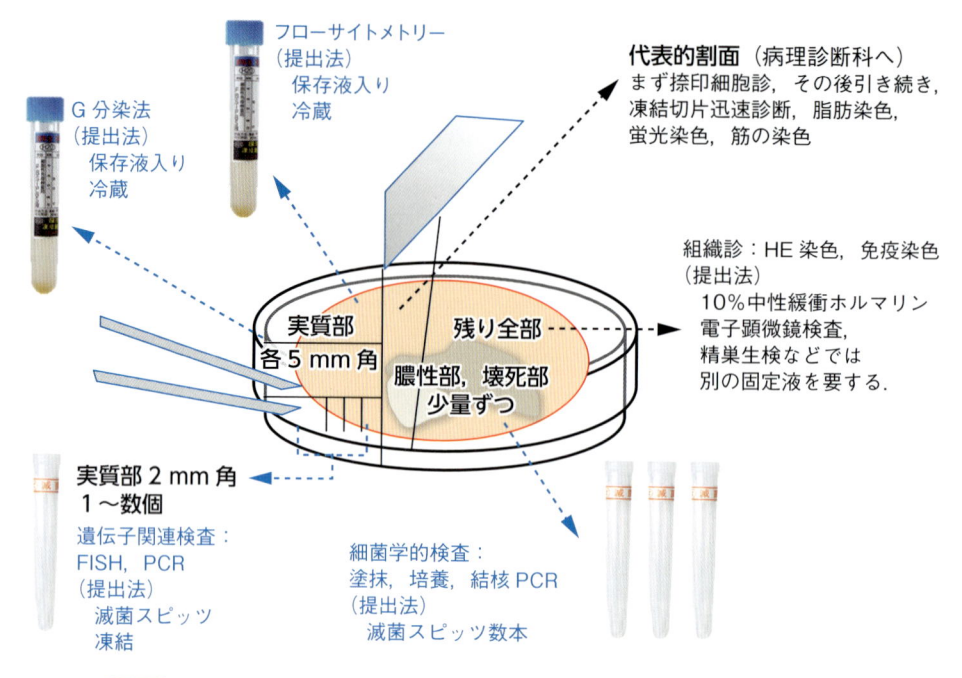

図1 組織のどんな部分が，どんな検査に適しているか
参考写真提供（株）エスアールエル
青字の検査：培養したり遺伝子を増幅したりするため，滅菌シャーレなど清潔容器で提出しても
らい，滅菌メスや滅菌鑷子（ないときは清潔な注射針など）を使って切り分けます．

● "さいふなし" を行うことで診断・治療とも変わる例

- **悪性 GIST**（gastrointestinal stromal tumor：消化管間質腫瘍）：凍結組織で行う c-kit 遺伝子
解析が，2nd line の治療を決めます．
- **一般細菌，抗酸菌，真菌**：一般細菌塗抹，培養検査はもちろん，結核と非結核性抗酸菌は，抗
酸菌 PCR・抗酸菌培養で鑑別します．当然ですが，起炎菌同定は抗菌薬の選択に不可欠です．

● 検体の提出方法

　組織のどんな部分がどんな検査に適しているか，図1 にまとめました．各施設ごとに受託できる検査や提出法は違います．実際に検体を提出するときは，各施設の検査部や病理診断科に確認してください．

　例えば，細胞診標本作成法には，以下のようにさまざまな方法があります．事前に病理診断科に足を運び，いつ何を採取するかを伝え，準備や受付してくれる時間などを教えてもらいましょう．

- **捺印法**：「さいふなし」にも入っていますが，生検および摘出組織に有用．組織をスライドガラスにやさしく押しつけて細胞を塗抹する方法です．
- **合わせ法**：特に半固形材料や，穿刺吸引細胞診をするとき有用．2枚のスライドガラスを用いて材料を細胞が壊れないように軽く圧挫し，上下に引き離します．粘性が高ければ引き離さずに，すり合わせ法にも変更でき，つぶれない部分はつまみだして組織診標本にできたり，臨機応変の対応が可能です．
- **引きガラス法**：体腔液，洗浄液，穿刺吸引液などの液状検体に有用．遠沈した沈渣を，末梢血液を塗抹するように標本作製します．

● 一緒に考えてみよう！

　下肢のしびれで発症した患者さん．白血病の既往あり，肉腫や脳腫瘍も疑われます．L3脊髄腫瘍から図2のように，ろ紙に付着させた検体が提出されました．どこを，どんな検査に出しますか？

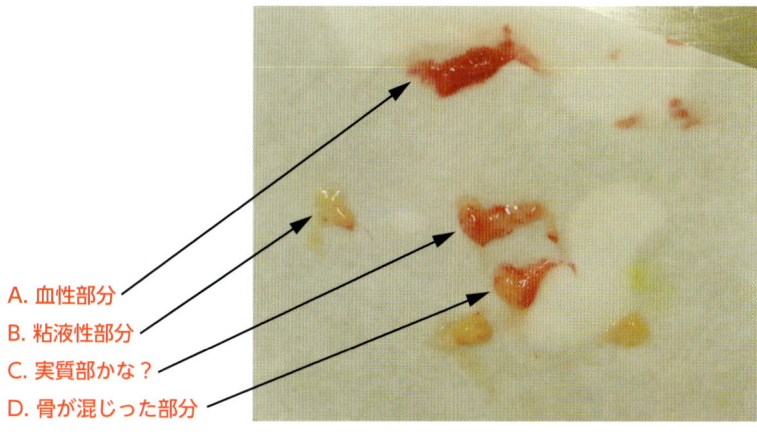

A. 血性部分
B. 粘液性部分
C. 実質部かな？
D. 骨が混じった部分

（答えの一例）
A，B：合わせ法にて細胞診
C：一部を遺伝子検査用に凍結
C，D：組織診用にホルマリン固定

図2 この検体，どう提出する？

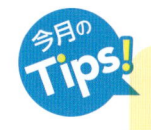

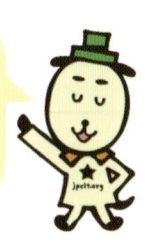

組織をホルマリン固定する前，その一部を他検査に提出することで，診断・治療が変わってくることがあるよ．必要に応じて"さいふなし"を考慮してね！

※臨床検査医学会では，新専門医制度における基本領域の1つである臨床検査専門医受験に関する相談を受けつけています．専攻医（後期研修医）としてはもちろん，非常勤医員や研究生として研修に通うことでも受験資格を得ることができます．研修可能な施設についてなど，相談を希望される場合は，以下の相談窓口までお気軽にご連絡ください．
日本臨床検査医学会 専門医相談・サポートセンター E-mail：support@jslm.org

※連載へのご意見，ご感想がございましたら，ぜひお寄せください！また，「普段検査でこんなことに困っている」「このコーナーでこんなことが読みたい」などのご要望も，お聞かせいただけましたら幸いです．rnote@yodosha.co.jp

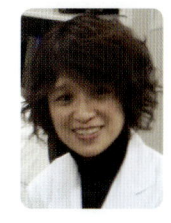

今月のけんさん先生は…
徳島赤十字病院の山下理子でした！内科研修医時代に，どんな検査をどのように提出するかは，頭の痛い問題でした．検査・病理のダブルボーダーとなった今では，術中迅速診断内容から必要な検査を提案し，主治医に代わって検査を提出することもあります．でも，そのような病理医は日本ではまだ少数派のようです．正しい検査選択と，検体提出が，診断につながります．難しいけど，楽しいですよ！私の覚え方「ホルマリン固定はダメよ，さいふなし」いつか，思い出してくださいね．

日本臨床検査医学会 広報委員会
レジデントノート制作班：五十嵐 岳，小倉加奈子，木村 聡，田部陽子，千葉泰彦，増田亜希子

臨床検査専門医を目指す方へ
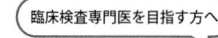
 日本臨床検査医学会 Japanese Society of Laboratory Medicine
 日本臨床検査専門医会

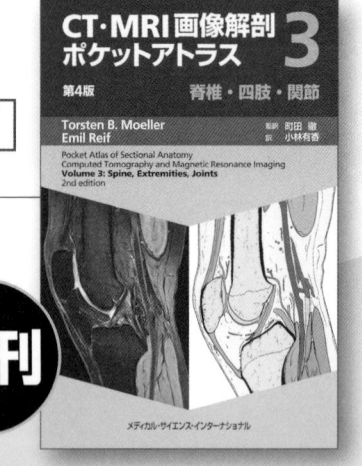
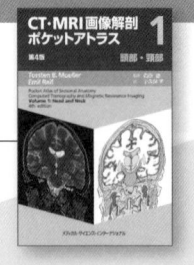
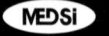

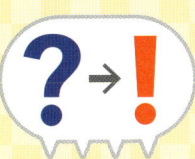

みんなで解決！病棟のギモン

研修医の素朴な質問にお答えします

監修／香坂 俊（慶應義塾大学医学部循環器内科）

5月号のテーマ
睡眠薬の使い方

7月号のテーマ
深部静脈血栓症の予防

第27回　高齢患者での便潜血の考え方

朝倉崇徳

本コーナーは初期研修医が日常臨床のなかで感じた**素朴な疑問**について，そのエッセンスを読みやすく解説するシリーズです．さて，今回はどんな質問が登場するでしょうか．

？ 今回の質問

脳梗塞の既往があり，施設入所中でほぼ寝たきりの89歳女性が肺炎で入院しました．肺炎は改善したのですが，ヘモグロビン値が10.5 g/dLでした．そこで，便潜血検査を出したところ【陽性】でした．どうすればよいでしょうか．

！ お答えします

便潜血による検診で大腸癌の関連死を減らすには，約10年の経過観察が必要といわれています．下部消化管内視鏡検査の合併症・負担もありますので，大腸癌があっても治療できる健康状態か，生命予後に影響しうる併存疾患がないか，を考慮して今後の精査を検討しましょう．

便潜血陽性＝下部消化管内視鏡検査？

研修医：先生，先日肺炎で入院した89歳女性は呼吸状態も改善し，もう少しリハビリすれば退院できそうです．で，本日プロブレムリストを整理したところ，ヘモグロビンが10.5 g/dLと軽度の貧血があったので，便潜血を出したら陽性で返ってきました！するとこの人は大腸癌があるかもしれませんね！下部消化管内視鏡をやろうと思います！！

指導医：いろいろなプロブレムを管理できるようになっ

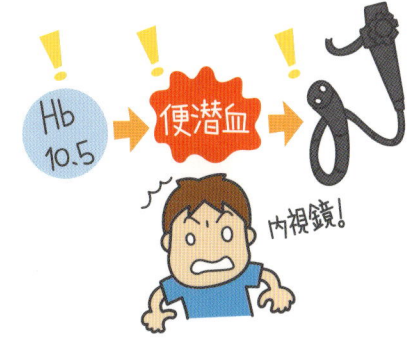

てきたみたいだね．ただ今回の患者さんは，それなりに高齢の方みたいだけど，もともとの日常生活動作や認知機能はどう？肺炎での入院は今回が初めてなのかな？

研修医：この患者さんはもともと陳旧性脳梗塞と認知症で施設に入っていて，介助がないと歩行含めて生活が難しかったようです．肺炎自体も今年2回目になります．でも，今回もよくなり

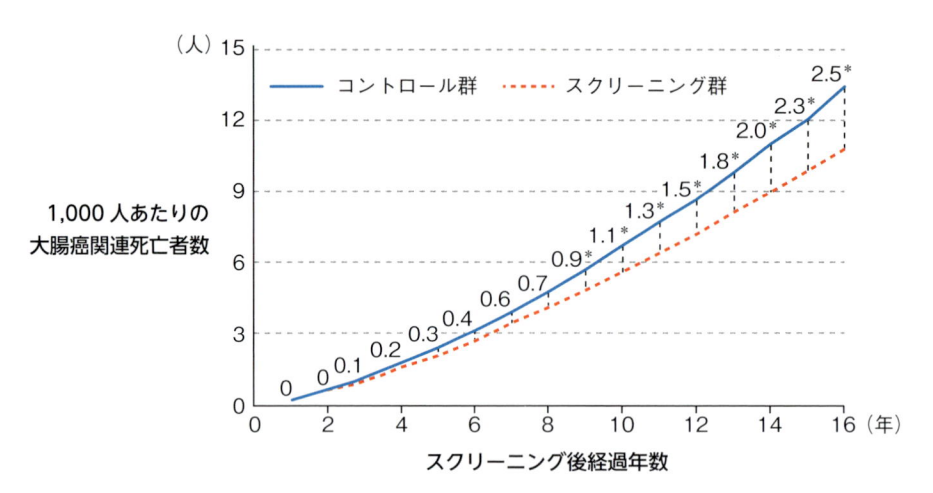

図 ● 便潜血検査後の大腸癌累積死亡数
図中の数字は 1,000 人あたりの絶対死亡減少数を示す．＊P ＜ 0.05．
文献 3 より引用．

ましたし，さらに下部消化管内視鏡をやっておけば大腸癌による死亡も防げる，というところかと思います．

指導医：先生はこの患者さんの生命予後はどれくらいだと思う？

研修医：えーと，2 〜 3 年くらい…ですかね？

指導医：個人差があるから正確に判断することは難しいけれど，独歩が困難な認知症患者で過去1 年間に誤嚥性肺炎や腎盂腎炎，敗血症の既往があると予後 6 カ月未満とする報告もある[1]．実際にはこの予測もすべてのケースで正確なわけではないといわれるんだけどね[2]．

でも先生が考えているように，この患者さんが 5 年後，10 年後大丈夫かっていわれると少し難しい可能性が高いよね．そもそも，一般的な癌を検診で見つけることって，何を目的にしていると思う？

研修医：**癌による死亡を減らすこと**だと思います．

指導医：そうだね．では，便潜血による検診を何人くらいに行って，どれくらいの期間観察すると大腸癌死を防げると思う？

研修医：便潜血は大腸ポリープや異常がなくても陽性になると聞いたことがありますが，それを考えに入れたとしても，全くの当てずっぽうですけど 100 人に便潜血検査を行って 5 年くらい観察すれば 2 〜 3 人は大腸癌死を防げているのではないでしょうか．

指導医：**実は 1,000 人に便潜血検査を行って 10.3 年くらい観察してやっと 1 人の大腸癌死を防げるくらいなんだ**（図）[3]．S 状結腸内視鏡でも，1,000 人に行って 9.4 年くらい観察することが必要とされている[4]．さらに，1980 年代から行われた，50 〜 80 歳の健常者をコントロール群，便潜血年 1 回施行群，2 年 1 回施行群，の 3 群に分けて 30 年経過観察した研究がある[5]．この研究では便潜血施行群の大腸癌関連死が少なかったけれど，全死亡の差はなかったんだ．

このことを踏まえて米国では，大腸癌スクリーニングは【50 〜 75 歳】の範囲でのみ推奨されているね（表）．

表 ● U.S. Preventive Services Task Force による大腸癌スクリーニングの推奨

対象	推奨	Grade
50～75歳	便潜血，S状結腸内視鏡，大腸内視鏡，いずれかにおけるスクリーニングを推奨	A
76～85歳	ルーチンのスクリーニングを推奨しない．全身状態や過去のスクリーニング歴に基づき個別に対応	C
86歳以上	スクリーニングを推奨しない	D

文献6より．

本症例における下部消化管内視鏡検査の意義

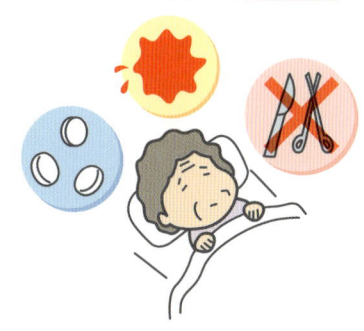

研修医：でもこの患者さんは軽度の貧血がありますよね？ 健常者に対するスクリーニングより大腸癌が見つかる可能性が高いんじゃないですか？

指導医：それはとてもいい指摘だね．先生の言うとおり，今まで示したデータはあくまで健常者が対象だから，この患者さんに癌がある可能性はもっと高いかもしれないね．今回の症例での下部消化管内視鏡検査のメリット・デメリットを冷静に考えてみようか．

研修医：デメリットとしまして…あ，この患者さんは脳梗塞の既往があるので，抗血小板薬を飲んでいました．何か処置をするならやめなければいけませんね．ほかにも穿孔や処置による出血のリスクがありますね．メリットとしては癌が見つかることですが…よく考えれば年齢や全身状態から手術や化学療法は無理ですね．内視鏡的切除は可能かもしれません．

指導医：全身状態不良や合併症のある患者さんでは，内視鏡検査自体が負担であることを認識しなくてはいけないね．それに，内視鏡的切除を行えるような早期の大腸癌は5年生存率が100％に近いといわれているから，この患者さんの予後には関係ない可能性が高いのではないかな．本当にこの患者さんに下部消化管内視鏡検査をする意義があるかどうかはよく検討しなくてはいけないね．特にエビデンスはないけれど，明らかな閉塞起点になりそうな大腸癌をCTで除外しておくというのも選択肢かもしれない．

研修医：なるほど，この患者さんに対して下部消化管内視鏡検査まではやる意義は高くないですね…．

便潜血検査を何のために行うか

指導医：少し話は変わるけど，そもそも便潜血は何でとったんだっけ？

研修医：貧血の精査です．

指導医：便潜血の感度・特異度はどれくらいか知ってる？ 本邦の報告では感度55.6～92.9％，特異度93.9～97.6％，海外の報告では感度30～87％，特異度88～95.8％程度とされているね[7]．感度が十分でないということは…？

研修医：大腸癌の否定には使えないですね．

指導医：そうそう，**貧血があって大腸に原因があると本当に先生が考えているなら便潜血検査をやっても否定はできないから，直接下部消化管内視鏡の施行を検討すべきだよね**．この患者さんに貧血の精査で便潜血検査をすることは，その先の大腸内視鏡検査につながらないので意義が乏しいと思うよ．

研修医：そうだったんですか…なんとなく出した検査で便潜血が陽性になって調子にのっていました（が〜ん）．でも実際は便潜血が陽性になってしまったことや下部消化管内視鏡検査の可能性に関して，さっき家族に話してしまいました．どうすればよいでしょうか？

指導医：そこは先生の腕の見せどころだね．絶対的な答えはないけど，少なくとも検査に伴うリスクや癌が見つかった場合のその後の対応についてしっかり話して相談してみたらいいんじゃないかな．

研修医：そうしてみます．検査は何でも出せばいいっていうもんじゃないですね．**何のための検査なのか，検査の結果でその後の行動がどう変わるのか**，ということをしっかり勉強してから検査を行うようにしたいと思います．ありがとうございました！

文　献

1) Medical guidelines for determining prognosis in selected non-cancer diseases. The National Hospice Organization. Hosp J, 11：47-63, 1996

2) Mitchell SL：CLINICAL PRACTICE. Advanced Dementia. N Engl J Med, 372：2533-2540, 2015

3) Lee SJ, et al：Time lag to benefit after screening for breast and colorectal cancer：meta-analysis of survival data from the United States, Sweden, United Kingdom, and Denmark. BMJ, 346：e8441, 2013

4) Tang V, et al：Time to benefit for colorectal cancer screening：survival meta-analysis of flexible sigmoidoscopy trials. BMJ, 350：h1662, 2015

5) Shaukat A, et al：Long-term mortality after screening for colorectal cancer. N Engl J Med, 369：1106-1114, 2013

6) U.S. Preventive Services TASK FORCE：
https://www.uspreventiveservicestaskforce.org/

7) 祖父江友孝，他：有効性評価に基づく大腸がん検診ガイドライン（普及版）．癌と科学療法，32：901-915，2005

朝倉崇徳（Takanori Asakura）

慶應義塾大学医学部 呼吸器内科
専門：呼吸器内科，特に感染症
目の前の仕事に常に追われ，気がついたら大学病院の4年間が過ぎてしまいました．これからも初心を忘れず，多くの人から学んでよい仕事をしていきたいです．

※レジデントノート2018年5月号（Vol.20 No.3）掲載の本連載・第26回の内容に訂正がございます．恐れ入りますが，本誌奥付（p.620）をご確認ください．

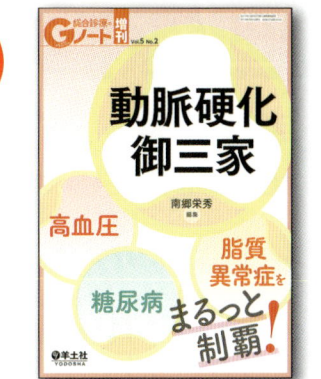
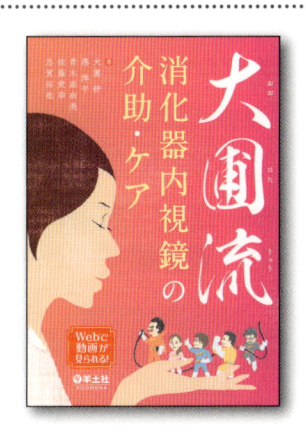
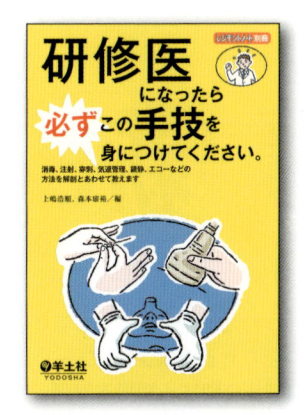

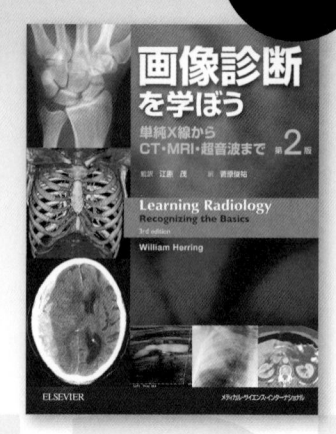
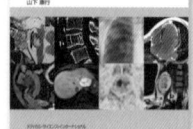
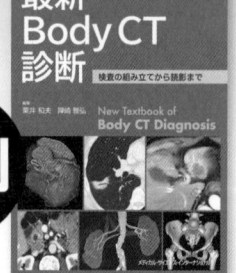

こんなにも面白い 医学の世界

へぇ そうなんだー

からだのトリビア教えます

中尾篤典
（岡山大学医学部 救急医学）

第45回 春先に増える自殺について考える

　救急をやっていますと，自殺を図って搬送される患者さんが多くおられます．特に春先には多く，これは新年度がはじまって環境や学校の変化が原因の1つかと思われます．しかし「年度」という制度をとっていない欧米などの諸外国ではどうなのでしょうか？

　欧米ではご存知のとおり9月が新学期ですが，アメリカ合衆国のアラスカ州でも，自殺者数のピークは4〜8月にあると報告されています[1]．では，季節が逆の南半球ではどうかというと，ブラジルのサンパウロで14年間の6,916人の自殺者を調べたところ，11月頃がピークになるようで，これは北半球の春先にあたります[2]．スイスでは1876〜2000年までの125年間に，自殺者の季節による変化はどうであったかを調べています．これによると，1900年頃は5〜7月の自殺者数は最も少ない12月頃の約1.6倍もあります．この傾向は現在も続いていますが，徐々にその差は小さくなっていき，2000年頃には最も少ない12月の1.1倍程度であったとされています[3]．100年前には自殺の方法も複雑で，今と単純に比較はできませんが，昔から春先に自殺が多かったのは興味深いことです．このように，自殺者が春先に多いのは世界的にもみられていて，日本特有の新年度による環境の変化だけでは説明がつきません．

　そのメカニズムについては，春先には日照時間が増えてくるので，メラトニンが減少し，これが自殺のスイッチを入れるという推測がなされてきました．最近の研究で，アメリカの自殺した495例の軍人の2年以内に採取した血液を調べたところ，ビタミンDの低下と自殺率には相関があることが報告されており，日光は自殺と関係があるのかもしれず，日光浴が自殺を予防する可能性があるのかもしれませんね[4]．さらに，春先にわれわれを悩ますものといえば，花粉ですが，花粉アレルギーと自殺にも相関があると報告されています[5]．

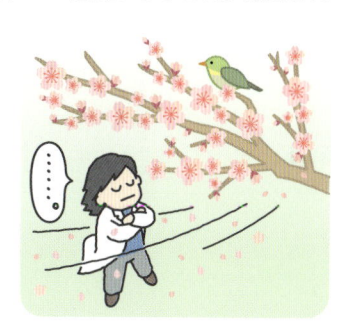

　死んでしまいたいことは誰にもありますが，実際に自殺された方のなかには後悔している方もいるかもしれません．春先の自殺をめぐる研究をきっかけに予防策が進み，少しでも悲しい出来事が減ればいいのにと思っています．

文　献

1) Silveira ML, et al：Seasonality of suicide behavior in Northwest Alaska：1990–2009. Public Health, 137：35–43, 2016
2) Bando DH, et al：Seasonal variation of suicide in the city of São Paulo, Brazil, 1996–2010. Crisis. 35：5–9, 2014
3) Vladeta Ajdacic–Gross, et al：Diversity and change in suicide seasonality over 125 years. J Epidemiol Community Health, 59：967–972, 2005
4) Umhau JC, et al：Low Vitamin D Status and Suicide：A Case–Control Study of Active Duty Military Service Members. Plos One, 201：e51543, 2013
5) Amritwar AU, et al：Mental Health in Allergic Rhinitis：Depression and Suicidal Behavior. Curr Treat Options, Allergy, 4：71–97, 2017

眼科エマージェンシー こんなときどうする？

▶ 研修医も救急外来でよく出会う眼科疾患について，眼科医の考え方・動き方を伝授します！

シリーズ監修　加藤浩晃

第31回　左眼がだんだん見えなくなってきた！（病棟急変）

青木崇倫

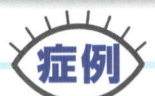症例

主訴：70歳代，女性.

　2日前から肝膿瘍で入院・セフェム系抗菌薬の点滴にて加療中.

　昼頃より左眼の視力低下を自覚.夕方頃よりさらに増悪して，左眼だけではほとんど見えなくなった.病棟よりコールがあり，診察に行ったところ，指数弁（30 cm）であった.

既往歴：糖尿病（HbA1c 8.9 %），高血圧.

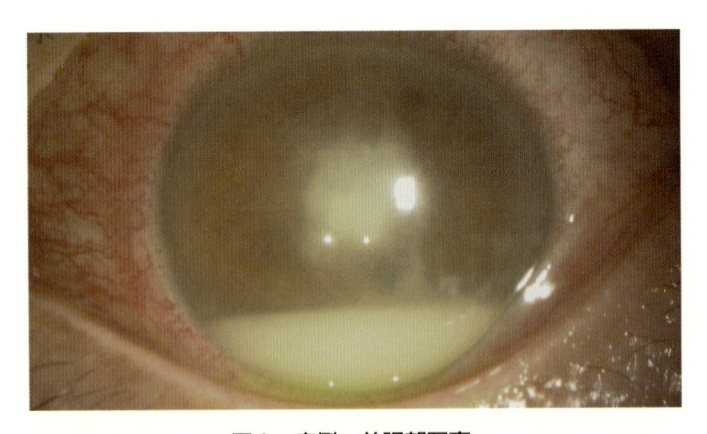

図1　症例：前眼部写真

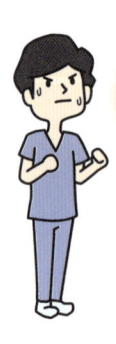

担当研修医の心の声

● 突然の視力低下だと，網膜動脈閉塞症などが考えられるのかな？

● 夕方だと眼科医を呼びにくいなぁ

● 角膜の下の方にある白いものは何だろう？

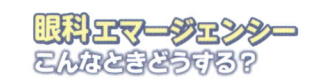

眼科医の診察と診断

診断：細菌性眼内炎

疾患の ポイント	● 突然の視力低下は眼科緊急疾患である可能性が高い．網膜動脈閉塞症，硝子体出血，眼内炎，網膜剥離，ぶどう膜炎などさまざまな疾患が鑑別にあがる．急激発症の視力低下はすぐに眼科にコンサルトを行う必要がある． ※ただし，患者の"見えにくい"はあくまで自覚的印象なので，持参のメガネをかけるとよくなるのかや，今までとの見え方との違いを聴取したり，手動弁（患者の顔前で手を振る），指数弁（患者の顔前に指を提示し，その本数がわかるまで近づけていく）など簡単でよいので定量評価を行うとなおよい．
診察の ポイント	● 眼内炎には外因性（角膜感染，手術後，外傷後など）と内因性があり，内因性眼内炎は特に重症化しやすいために注意が必要である．細菌性眼内炎は他臓器から血流移行性に眼内に感染巣を引き起こす．肝膿瘍などの入院中の視力低下では必ず念頭におく必要がある．また，細菌以外にも真菌性眼内炎など比較的緩徐発症のものもある．特にカンジダは眼内移行性が高く（カンジダ血症の32％には眼病変が合併），血液培養でカンジダ陽性の場合は必ず眼科コンサルトをする必要がある．
診断に 必要な検査	● 病歴聴取：直近の外傷歴や眼科手術の既往の確認． ● 前眼部検査：前房蓄膿，前房内細胞などの所見があるか確認する．角膜感染や外傷既往手術歴などを確認する． 　前房蓄膿はぶどう膜炎，角膜感染などにみられ，重症疾患の所見であることが多い． ● 後眼部検査：硝子体混濁（炎症細胞や出血）などを確認する（直像鏡の眼底検査では見えない可能性が高い）． ● 血液培養：内科疾患同様に起因菌が重要であるため，血液培養を採取していない場合は必ず採取（確定診断は硝子体内や前房内の生検培養にて行う）．

初期対応

　眼内炎（突然の視力低下）を疑ったらすぐに眼科に緊急相談（眼内炎治療はすみやかな硝子体注射もしくは硝子体手術が必要である）．本症例はすぐに硝子体注射を行い，硝子体手術を行った．術前では硝子体混濁を認め，術中に網膜血管閉塞，網膜出血，フィブリンを認めた（）．

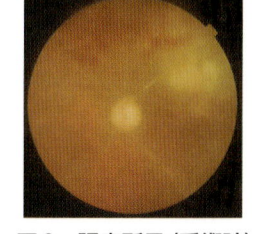

図2　眼底所見（手術時）

治療	● セフェム系点眼薬（セフメノキシム：ベストロン®点眼用0.5％）1時間おき
初期対応の ポイント	● 感染症にて抗菌薬点滴の治療中の『視力低下』は，内因性眼内炎を念頭におく． ● 急激な視力低下は眼科へすぐにコンサルト．
患者さん への説明	● 内因性眼内炎は重篤な後遺症を残す可能性がある． ● すぐに治療が必要な可能性が高い．

Profile 青木崇倫（Takanori Aoki）
京都府立医科大学 眼科学教室

Profile 加藤浩晃（Hiroaki Kato）
京都府立医科大学 眼科学教室

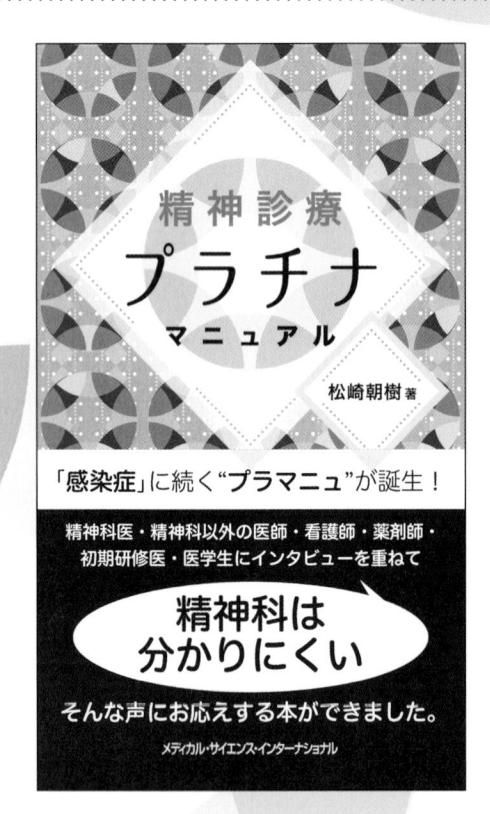
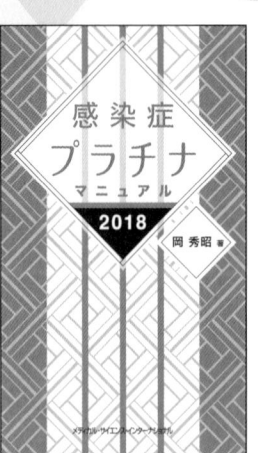

攻める面談，守る面談

医療現場におけるコミュニケーションのコツ

第1回 先天的なコミュ力とは違う，医療のコミュニケーション力

岡村知直

はじめに

はじめまして，今回から連載いたします福岡県の飯塚病院緩和ケア科の岡村です．

学生時代は将来のことは何も考えずになんとか卒業し，初期研修医時代は救急医志望だったはずが後期研修から総合内科を経て，現在緩和ケア科に所属しつつ，研修医教育に携わっています．特に医療面談，コミュニケーションについての指導が中心です．

私自身，コミュニケーションがもともと得意ではなく，研修医の頃から今に至るまで苦労し，そのたびに勉強してきました．そもそも学生時代 OSCE 落ちてますし…（追試で合格しました！）

この連載では，私自身がさまざまな経験から，また独学，経営大学院等で学んで，現在研修医に指導しているコミュニケーションの基本と概要を，実臨床に使えるような形でお伝えできたらと思います．

コミュニケーション力が高い，とは何か？

突然ですが，「あの人，コミュ力高いよね〜」と言われるときの，コミュニケーション力とはなんでしょうか？ 多くの方が想起するのは，誰とでもすぐ打ち解けるスキル，「パーティーに行って，いつの間にか輪に入っていく能力」ともいえるかもしれません．または，空気を読む能力，人の気持ちを鋭く察する能力など，いろんな意見があると思います．

と同時に，そのような能力は先天的なもので，コミュニケーション力を身につける，ということに矛盾を感じる人も多いのではないでしょうか．私もそうでした．知り合いのいないパーティーで，すっと輪の中に入っていってしまう人を見て，うらやましいと思うばかりでした．

しかし，医療におけるコミュニケーションは，そのような場ばかりでしょうか？ また，皆さん想像してください，いわゆる「面談が上手」な先生は，みんな誰からも愛され，自然に周囲に人の輪ができるような人たちばかりでしょうか？ 必ずしもそうではないですよね．

事例1

　　急性期病院で働く若手医師のA先生．患者Bさんは認知症の既往がある男性で，腰椎圧迫骨折で入院している．今日はBさんの息子と面談予定．Bさんの治療はほぼ終了しており，A先生としては転院または自宅退院を勧めたい．A先生はいわゆるコミュ力が高く，病棟のメディカルスタッフや，患者さんから絶大な人気がある．事前に看護師から，Bさんの息子が退院をしぶっていると噂を聞いていた．

A先生「Bさんは大変でしたね．幸い治療は大部分終了し，あとはリハビリ転院をするだけです．リハビリ目的に転院するか，自宅で療養するかを考えたいと思います」

Bさん息子「先生，それがちょっと転院させるにしても，今仕事が忙しくて病院の見学とかもいけないし，この病院とても気に入ってるから，しばらくここの病院に置いておいてくれませんか？」

A先生「えーっと…困りますね．急性期病院なので，あまり長くはいられないんですよ．それか，訪問診療を入れて自宅退院なんかも考えてもいいかもしれませんが」

Bさん息子「認知症もあるのに無理無理．先生，追い出そうとしないでくださいよ．転院やら退院やら，われわれ患者家族からすると大変なんですよ」

A先生「確かに．うーむ．ではどうしたらいいでしょうか？」

Bさん息子「私としてはなるべく置いておいてほしい，としかいえませんね」

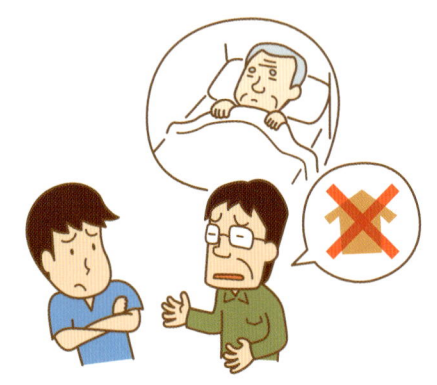

　　高齢化と介護力の低下が問題になるなか，上記のような押し問答はよくみられますね．このコミュニケーションにおいて，A先生の天性の魅力，コミュ力は威力を発揮できたでしょうか？　もちろん，ないよりは確実にあった方がよいのは間違いありませんが，この面談においてはそこまで求められていなかったようですね．

　　つまり，医療現場における面談を成功させる能力と，いわゆる「コミュ力」は，完全には一致しないのです．そして，本稿で伝えたいメッセージは

　　「医療面談を成功させる技術は，誰でも，練習すれば確実に習得できる」です．

　　研修医時代の自分のように，どうしたら患者さんとうまく面談ができるんだろう？と途方に暮れている人にぜひ届けたいと思います．

コミュニケーションで最重要なものは「目的」，そして相手を知ること

　　何回か，面談の成功という言葉を使いましたが，では，そもそも面談が成功する，またはよい面談とはなんでしょうか？？

　　答えは明確です．**「目的が達成されたかどうか」**だけです．

　　極論すると，優しさや思いやり，穏やかな口調などを発揮できることがよい面談と思われることもありますが，あくまでもこれは面談を成功させるための手段であり，必須項目ではありません．さらにいうと，目的が設定されていない面談に，成功も失敗も評価できません．

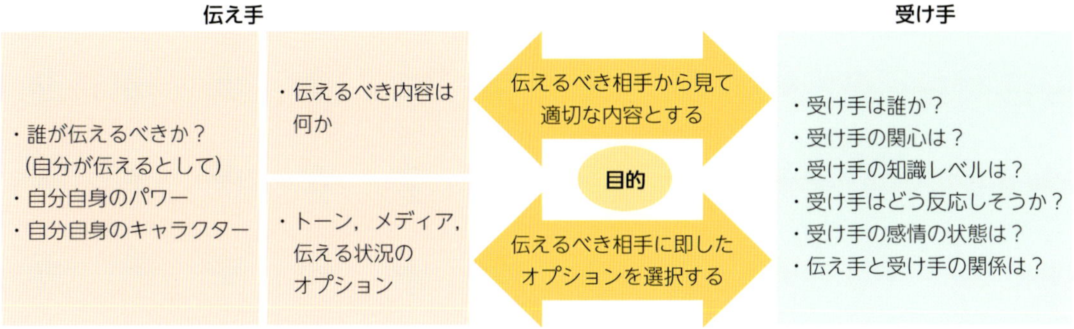

図1　コミュニケーションの全体像
　　　　文献1より引用.

　図1が，コミュニケーションの基本的な構図です．

　医療者は，いわゆる「あうんの呼吸」を好む人が多く，このような構造化を好まないかもしれません．ただ，あうんの呼吸は，コンテキストを共有する同部署の間でしか通じず，そうでない対象では通じません．

　そして，面談の最大のポイントは2つです．
① **目的は何か，その目的で正しいのか**
② **面談をする相手は誰か，その相手がどういう状態になったら，目的は達成されるのか**

　実は①は簡単なようで，奥が深いところです．面談を行う人によって①は微妙に変わります．また，コミュニケーションは相手あってのことですから，友好的な相手なのか，敵対的な相手なのかによっても，面談の目的，終着地点は大きく異なるでしょう．①と②は密接にリンクしています．面談上達の秘訣は，上記構造を意識しながら図2のようなトレーニングをくり返すことにつきます．

　「そんな時間ないよー」とか，「急性期の場でそんなことできません」という人もいますが，そんな医者はだいたい，時間がたっぷりあってもできません．

　すべての患者の面談で図2を行うのは現実的に不可能です．病状が安定している方で，着実に1例1例技術を身につけると，時間がないときや，難しい面談でも少しずつできるようになってきますので，ぜひとも意識してみましょう．

なぜ「コミュニケーションスキル」を学ぶことが大事なのか？

　私自身は，すべての医師はコミュニケーションの技術をある程度学んだ方がよいと思っています．理由としてはいくつかありますが，最大の理由は「医師間，患者，一般社会，それぞれの価値観が多様化しており，コンテキストが共有されない時代となっている」からです．従来の医療現場の光景は，医師が治療方針を決めて，医学知識の少ない患者さんが説明を受けて納得，同意をしたうえで治療に臨むものでした．

　これは，まず医療者と患者の間に圧倒的な医学情報の非対称性が存在するため，そもそも対等な議論にならないこと，さらに病気＝治るもの，治さなければならないものという前提があったため，成立していました．

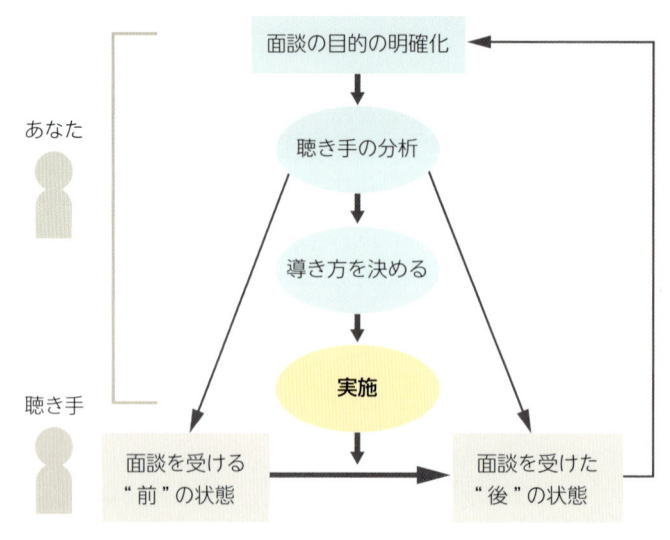

1. 目的，2. 聴き手，3. 導き方，4. 実施の順で考える．逆ではない

面談の目的の明確化

↓

聴き手の分析

↓

導き方を決める

↓

実施

あなた

聴き手

面談を受ける
"前"の状態

面談を受けた
"後"の状態

1. 聴き手をどうした
   いのか，目的を明
   確にする

2. 面談前後の聴き手
   の状態を具体的に
   考え，どこからど
   こに導くか考える

3. 聴き手に何を，ど
   のように伝えるか
   を考える

4. 聴き手を前に，全
   身で伝える

図2　面談の準備と実施の構図

　しかし，現在の医療現場はそもそも完治が望めない高齢者が増加して医師の得意とする「医療」以外の「ケア」の比重が大きくなっています．患者さんの価値観自体が多様化しており，さらに医療AIの発達により診断や治療選択について，従来よりも医師，患者間の情報の非対称性が縮まるのではないかと予測されます．そのなかで，患者さん自身のコンテキストに寄り添い，最適と思われる選択をともにみつけるコミュニケーション能力が不可欠と考えています．

　次回は，図2の構図を意識しながら，どのように面談の準備をしていくか，また，実際にどのような面談をするかを説明したいと思います．

文　献

1）GLOBIS知見録　https://globis.jp/article/5159

岡村知直（Tomonao Okamura）

飯塚病院 緩和ケア科
九州大学卒
グロービス経営大学院卒
総合内科道を極めんと頑張っております．非癌の緩和ケアに力を入れています．気になる人は飯塚病院緩和ケア科ブログをチェック！

改訂版
ステップ ビヨンド レジデント
❶ 救急診療のキホン編　Part1

心肺蘇生や心電図、アルコール救急、
ポリファーマシーなどにモリモリ強くなる！

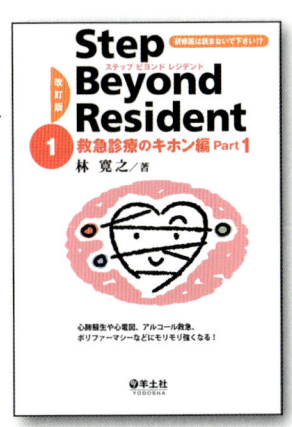

著／林　寛之（福井大学医学部附属病院総合診療部）

□ 定価(本体 4,500円＋税)　□ B5判　□ 400頁　□ ISBN 978-4-7581-1821-7

- 研修医指導虎の巻, シリーズ第1巻が全面改稿・超大幅ボリュームアップで帰ってきました！
- 心肺蘇生や心電図, ポリファーマシーなど救急で必ずおさえておきたい知識を解説！
- 最新の世界標準のエビデンスが満載で, ワンランク上を目指すポストレジデント必携の一冊！

目次

1章　気道を制するものは, 救急を制す！	6章　酒の一滴は血の一滴？　〜アルコール救急の pitfall 〜
2章　Step Beyond BLS & ACLS	7章　知って得する薬の御法度
3章　ECG アップグレード	8章　高齢者虐待, 児童虐待, DV　〜虐待のエキスパートになる〜
4章　救急室の困ったチャン	9章　ER での悲しい出来事 Grieving in ER
5章　うそか誠か？　とかくこの世は, 騙し騙され…	

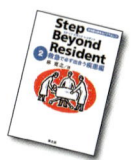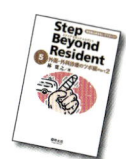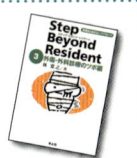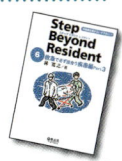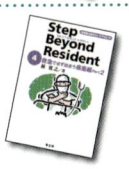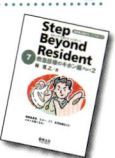
発行　**羊土社 YODOSHA**　〒101-0052　東京都千代田区神田小川町2-5-1　TEL 03(5282)1211　FAX 03(5282)1212
E-mail：eigyo@yodosha.co.jp
URL：www.yodosha.co.jp/

ご注文は最寄りの書店, または小社営業部まで

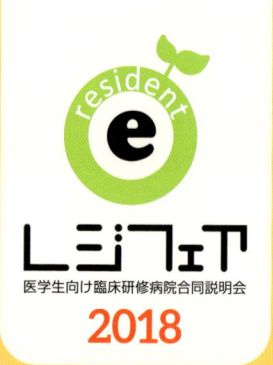

全国から厳選した
臨床研修病院が出展

キミにマッチする病院(ピース)を探そう!

2018年 eレジフェア開催予定

5/27[日] | **東京開催**
東京ドームシティプリズムホール

6/17[日] | **大阪開催**
大阪南港ATCホール

10/28[日] | **福岡開催**
福岡国際会議場

指導医・研修医とじっくり話せるから、病院見学につながる情報を得られる!

あなたの未来を決める、一日にしよう。

eレジフェアサイトで出展病院の情報を徹底公開中。動画メッセージも! | レジフェア | 検索

対岸の火事 他山の石

研修医が知って得する日常診療のツボ

中島 伸

他人の失敗を「対岸の火事」と笑い飛ばすもよし、「他山の石」と教訓にするのもよし。研修医時代は言うに及ばず、現在も臨床現場で悪戦苦闘している筆者が、自らの経験に基づいた日常診療のツボを語ります。

その201

ゴルフが下手なわけ

遠い昔のこと、ある新人の先生が部長先生と私の前でおもしろいことを言い出しました。この先生はスポーツ万能、何でもできる人だったのですが、なぜかゴルフだけは途方もなく下手くそだったのです。その理由を意外なところに見つけたというのが本人の主張でした。

新 人「前々から僕はゴルフが苦手だったのですけど」

中 島「知ってた」

部 長「そんなこと、今さら言われんでも」

新 人「これでもずっと悩んでいたのですよ」

部 長「ほんで何が原因やねん、一体！」

新 人「実はですね、僕の趣味が園芸でして」

中 島「それがどうかしたんか」

新 人「ですから、球を打つときにですね」

部 長「じれったい奴やな」

新 人「どうしても芝生を削ってしまうでしょう。それが耐えられないんですよ、僕には」

一 同「ガッハッハ！」

部 長「何じゃそりゃ。珍説やな」

中 島「だったら園芸が趣味の人は全員ゴルフが下手なわけ？」

新 人「ほかの人はどうか知らんけど、僕はザクッとやれないんですよ、ザクッと」

部 長「ギャッハッハ、笑わせてもらったぜ。自分の下手を園芸のせいにするとは。芝生の方もいい迷惑やで」

新 人「そこまで言わなくてもいいでしょ！」

新人先生は真剣そのものでしたが、あまりの論理の飛躍に一同、大笑いです。

手術が下手なわけ

ところが、もう1人、黙って新人先生の話を聴いていた人がいたのです。それが若手の先生でした。

若 手「皆さんは笑うけど、今の話はすごい、すごすぎるぜ！」

中 島「ええっ、何でまた？」

部 長「おいおい、今度はお前の手術が下手な原因とか言い出すんと違うやろな」

若 手「まさしく、それを言おうと思っていたところです」

一 同「ええっ？」

そばにいた私も新人先生の珍説のうえに、今度はまたどんな斬新な説を聞かされるのか想像もつきませんでした。

若 手「実は俺、自分の手術に今ひとつ納得のいかんところがあったんです。でも、今の新人くんの話を聞いていてハタと思いつきまして」

一 同「何、それ」

若 手「俺、患者に入れ込みすぎとるんちゃうか、と思うんです」

一 同「はあ？」

若 手「そら患者さんは大切やし、何とか病気を治してやろうと思って治療しとるのは皆同じやと思いますけど」

部 長「立派なことや」

若 手「その気持ちが行きすぎてしまうと、患者さんを家族と同じぐらいに大切に思ってしまうんです」

中 島「ええやないか」

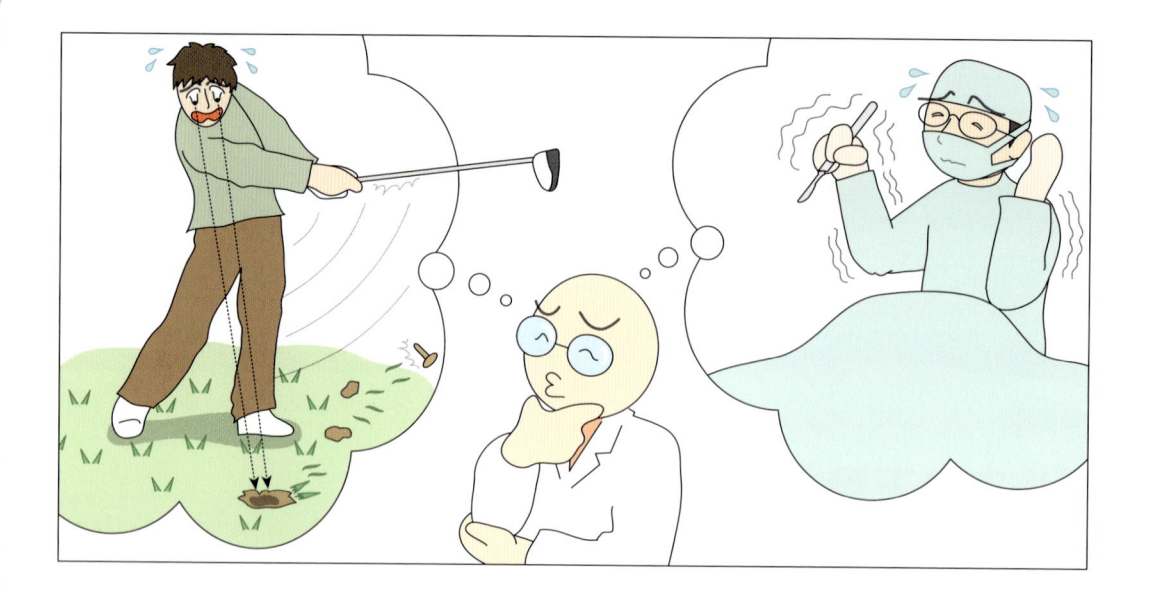

若 手「そう思ったら手術するどころやないでしょ. 自分の家族を切ることができますかね？」

一 同「なるほど」

若 手「そやから新人くんの芝生とゴルフの関係は, 俺にとっての患者と手術の関係と同じやないか. そう思うわけですよ」

新 人「そのとおりです. さすが, 若手先生！」

部 長「おいおい, お前らいちいちそんな難しいこと考えながら手術やっとるんか？」

中 島「少なくとも新人先生は平気な顔で手術をしていますけどね」

部 長「そうすると患者より芝生の方が大切なんか, 新人先生は」

新 人「そんなアホな！」

　ということで, その日は新人先生と若手先生の珍説に思い切り笑わせてもらいました.

患者に入れ込みすぎないようにした結果

　そんな話をしたこともすっかり忘れた数年後のある日. 若手先生が私に話の続きをしてきました.

若 手「あれから俺, 患者さんと心理的な距離を置くように心がけとるんです」

中 島「患者さんに入れ込みすぎないようにしようってわけ？」

若 手「そうです. あまり心理的距離が近いと手術の結果が悪いような気がするんで」

中 島「それでどう？ 先生の最近の結果は」

若 手「前よりずっとエエような気がしますよ」

中 島「ホンマかいな, それ！」

　そう言われれば, ちょっと前に同門の偉い先生の手術をしなくてはならなくなったとき, 皆が敬遠して若手先生に押しつけてしまったのですが, 彼は平然とした顔で手術をしてしまいました. ともすれば助手の手の方が震えがちだった記憶があります.

中 島「そういえば, こないだは同門の〇〇先生の手術をしてたけど」

若 手「あれなんか典型ですね. "お世話になった〇〇先生の脳"と思ったら手術なんかできたもんやないですよ」

中 島「そりゃそうや」

若 手「だから俺, 〇〇先生の脳を豆腐と思って手術しました」

中 島「と, 豆腐かいな！！」

若 手「ええ, 相手を豆腐と思ったら何もビビるこ

　　　とありません」

中島　「そうには違いないけど」

若手　「でも，本人の前で言わないでくださいよ」

中島　「そんなこと言えるわけないやろ！」

若手　「いいですか，中島先生．先生も患者に入れ込みがちですけど，相手を豆腐と思えなかったら手術しない方がいいですよ．いくら愛情を注いでも失敗されたらエエ迷惑です，患者にとっては」

中島　「そ，そやな」

若手　「外科医は結果がすべてですから」

中島　「肝に命じておくわ」

ベストの結果を出すために

　医師は家族を治療してはならないとされています．これにはいろいろな理由があると思いますが，患者さんに入れ込みすぎると判断を誤るということが，その最大のものでしょう．患者さんに対して愛情をもって接するというのは大切なことですが，手術室にまでそれを持ち込むべきかは大いに疑問です．もし愛情一杯の手術をして結果がよければそうするのは当然です．しかし，もし愛情に満ちた手術よりも事務的な手術の方が結果がよいのであれば，外科医たるもの迷わず事務的に手術を行うべきでは

ないかと，私は思います．これまで私が出会った手術の名手は皆，そのあたりの気持ちの切り替えがうまく，何事にも動じない平常心で執刀しておられたように思います．

　読者のなかには外科系診療科を志す若い先生方もおられることと思います．人の体にメスを入れるというのが大変なことであることは言うまでもありません．うまくいくためのあらゆる勉強と準備をするのはもちろんのこと，ベストの結果を出すための心のもちようにも注意を払っていただきたく思います．

最後に1句

> ゴルフにて　芝生を愛でる　その心
> 　　手術室には　持ち込むべからず

中島　伸
（国立病院機構大阪医療センター脳神経外科・総合診療科）

著者自己紹介：1984年大阪大学卒業．脳神経外科のほかに麻酔科，放射線科，救急などを経験しました．

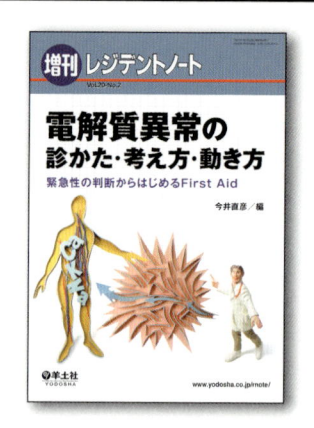

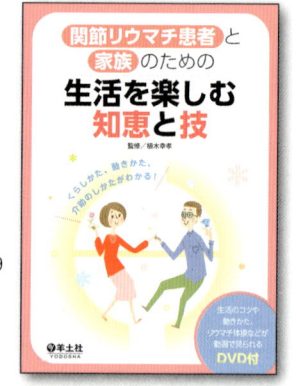
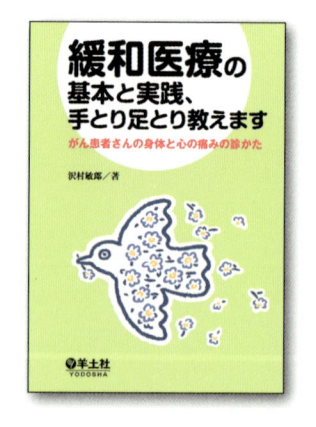

監修：一般社団法人日本プライマリ・ケア連合学会
医学生・若手医師支援委員会
吉本　尚, 杉谷真季, 三浦太郎

vol.57 診療所家庭医の1日の様子

堀越　健（医療法人社団家族の森 多摩ファミリークリニック）

　はじめまして，医療法人社団家族の森 多摩ファミリークリニックの堀越 健と申します．私は日本プライマリ・ケア連合学会認定の「家庭医療専門医」です．読者の皆さん，「家庭医」・「総合診療医」に出会ったことがありますか？ 本記事の目標は『私のよくある1日の様子を伝え，少しだけ「家庭医」のイメージをもってもらう』です！

【朝】
　出勤するとまずコアメンバーで組織運営についてミーティングを開きます．多摩ファミリークリニックは常勤医師3人のグループ診療を行っています．私は外来部門リーダーとして，看護師や事務スタッフと一緒に自組織の質向上に向けて取り組み，人員不足を提言したり業務の評価を行ったりしています．

【午前】
　訪問診療に出かけます．病気や独居高齢者など自立した通院が難しい方や癌のターミナルで状態の悪い方などが対象で，こちらから定期的に訪問を行います．この日は午前中に7件のお宅を訪問．車で1人で向かいます．医者が診察するだけでは生活が成り立ちませんので他の職種との連携が非常に大切です．ケアマネ・訪問看護・リハビリ・薬剤師などへ適宜連絡し情報共有します．うまく連携をとるためには，介護や福祉制度の最低限の知識が必要不可欠です．

【昼】
　休憩を挟んで，今度は院内で乳幼児健診と予防接種の専用時間です．さっきまで癌の終末期の診療を行っていたのですが，今度は生後2カ月のはじめての予防接種や，生まれたころから知っているお子さんの学校入学前の健診も行います．実は午前に訪問した患者さんのひ孫も来ていました．

【午後】
　ここから診療終了時間までは外来です．今日は予約が15人で，認知症の高齢者，高血圧，糖尿病，気

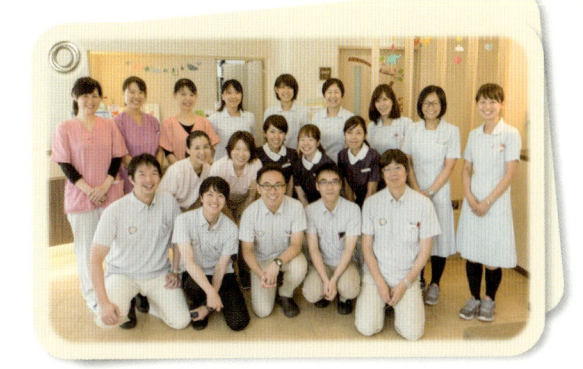

筆者の診療所のスタッフ．前列の左から2番目が筆者．

管支喘息，小児の喘息・アトピー・食物アレルギー，鉄欠乏性貧血の女性，発熱4日目の小児のフォロー，などでした．予約以外にも患者さんは来ますので，さらにさまざまな健康相談にのります．当院は成人と小児が半々くらいの割合です．

　このように，多種多様な幅広い領域の健康問題を専門・非専門で区別せず，自組織や地域活動までひっくるめて，まるごと引き受けることができるのが私たちのもち味です．さらに，所属する組織や地域によって多種多様な働き方・かかわり方ができるのも総合診療医の魅力です．もし診療所の家庭医に興味があれば，下記のサイトから自分の近くの診療所や家庭医療専門医に連絡をとってみてください．

● PCFMネット：http://www.shonan.ne.jp/~uchiyama/PCFM.html
↑プライマリケア・家庭医療の見学実習・研修を受け入れる診療所医師のネットワーク

● 日本プライマリ・ケア連合学会 家庭医療専門医制度 専門医一覧：https://www.primary-care.or.jp/nintei_fp/fp_list.html
↑学会のホームページで公開されている家庭医療専門医の一覧．地域ごとに見られるようになっている

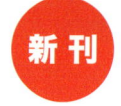
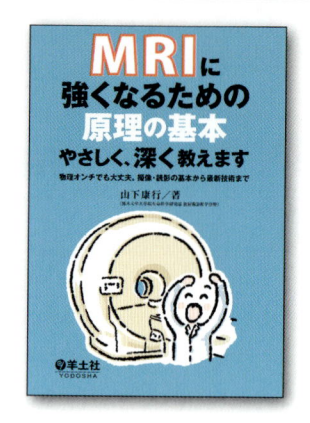
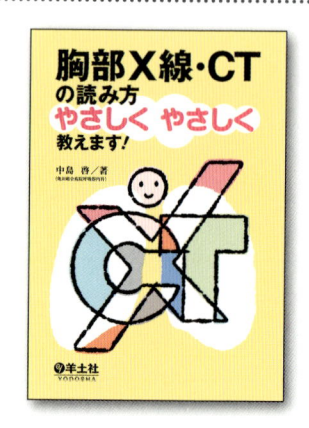
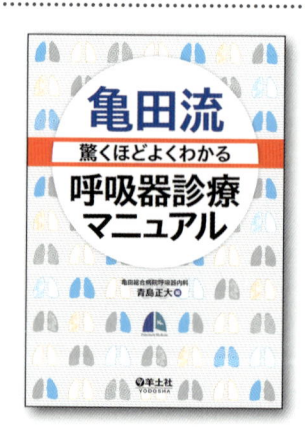

「第1回 救急×緩和ケアセミナー」参加報告

松元宗一郎（飯塚病院 救急部）

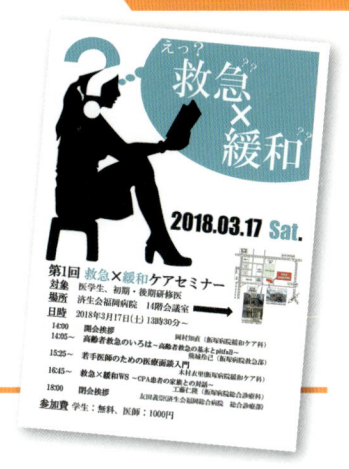

2018年3月17日，飯塚病院緩和ケア科，救急部，総合診療科および福岡県済生会福岡総合病院総合診療部医師の有志により開催された，第1回救急×緩和ケアセミナーに参加してきました．恥ずかしながら，救急と緩和は一見関係がなさそうな分野でどんなセミナーなのか想像できないということが第一印象でした．しかし受講してみると，「高齢者救急のピットフォール」，「面談の極意」，「CPA患者の家族との会話」と，どの知識・技術とも学んでおきたい内容ばかりで，臨床で必要とする情報が詰め込まれた非常に充実したセミナーでした．

「高齢者救急のピットフォール」では，呼吸数は裏切らないというメッセージを強く感じました．「体温，血圧，脈拍は加齢に伴う変化や薬剤によりマスクされる可能性があるが，呼吸回数増加はそれ単体で死亡率や急変率に関与する」という重要な情報もあり説得力のあるレクチャーでした．また今話題のポリファーマシーにも触れており，「非典型的な症状を認めた際は薬剤性を疑え」というメッセージはこれからの救急医療では重要であると感じました．

次の「面談の極意」では，ロールプレイを見てチームで話し合い改善点を挙げました．自分がやりがちな意外なことに気づいたり，上級医の先生の面談の技を知ることができたりなど，すぐにでも臨床に活用したくなるような内容でした．面談の目的を確認して事前に準備することの重要性は忘れません．

最後は「CPA患者の家族との会話」で，いつも難しいと感じていた内容でした．救急外来という緊迫したシチュエーションのなかで何を意識して話すべきか，そのポイントがわかりやすくまとめられていました．家族の心情に配慮した伝わりやすい伝え方や，家族に過大な負担をかけなくてよい共感的パターナリズムによる治療選択肢の提示法など，これもまた非常に実践的な内容でした．

全セッションで活発に議論が行われており，救急×緩和のコラボは今熱い分野であることを実感しました．またわれわれの議論にオブザーバーの先生方のご意見が加わることで，上級医がもつ現場の知識や技も学ぶこともでき，非常に有意義な時間でした．緩和と救急のコラボ，通常ではなかなか学べないかつ実践的な内容であり，ぜひ一度体験してみてください．第2回は8月4日頃を予定しているそうです．救急×緩和ケアセミナーの情報は，飯塚病院緩和ケア科ブログをチェック，または事務局：qqxkanwa@gmail.com まで．

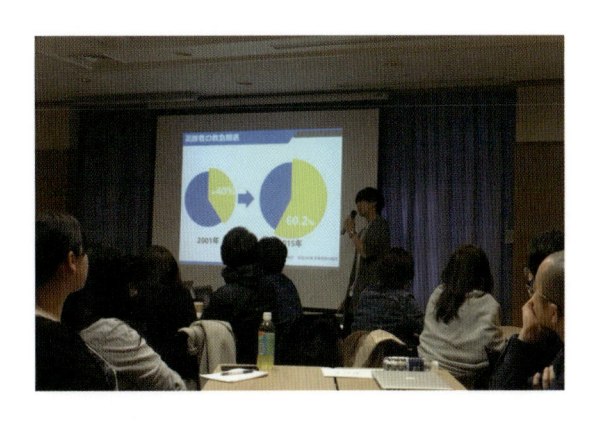

プロフィール

松元宗一郎（Soichiro Matsumoto）
飯塚病院 救急部

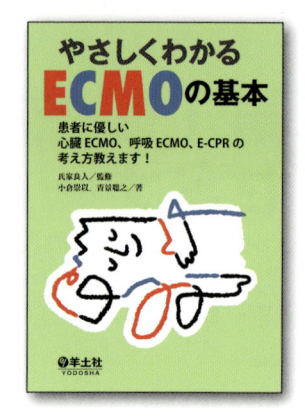
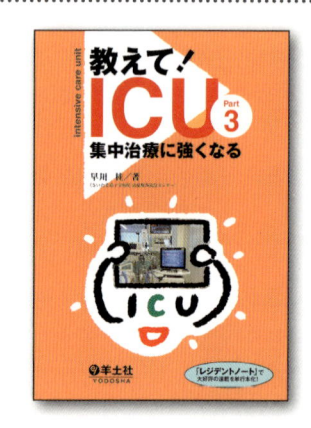
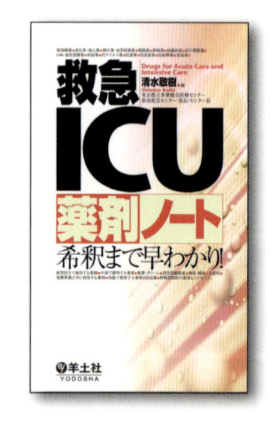

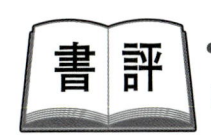

やさしくわかる ECMO の基本

患者に優しい心臓 ECMO、呼吸 ECMO、E-CPR の考え方教えます！

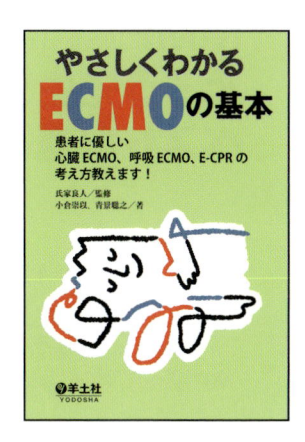

監修／氏家良人（岡山大学大学院名誉教授）
著　／小倉崇以（前橋赤十字病院高度救命救急センター），
　　　青景聡之（岡山大学病院高度救命救急センター）
定価（本体4,200円＋税），A5判，200頁，羊土社

◆やさしくわかる ECMO の基本

　今年は2009年以来のインフルエンザによる重症肺炎や劇症型心筋炎患者が全国各地で発生しました．当院でもインフルエンザによる劇症型心筋炎，肺炎でVA－ECMOを回した症例を経験しました．医者15年を超えてくると，それなりにECMOの経験もあるし，発表したこともあります…ただし，私の場合はここのところ4年間が大学院生活でもあり，ずっと第一線でバリバリというわけでもありません…．そのようなときに，もう一度基本的な呼吸生理から実践的なECMO患者の診療で気をつける点がわかるような…できれば救急のレジデントやICUのナースさんにもわかりやすい本が何かないかな…と探しておりました．できれば昨今のECMO回路の進歩にも対応したupdatedな本はないかな…そのようなときに出合ったのがこの本です．

　本書は，会話調になっているので，いわば一問一答形式ですぐに必要な情報にありつけます．しかも…この質問をしているのが研修医や看護師さんの設定ですが，私も聞きたい内容がちりばめられているところに感動です．著者の小倉先生や青景先生は実際に多くのECMO症例を経験し，かつ数々の疑問を解決してきたからこそ，読者が聞きたい質問とその答えにまでたどり着いているのだと思いました．さらに…きちんと引用文献までつけてくれているので，自分で興味があるところはさらに深めることができます．

　また，読者に情報の羅列による記憶の飽和状態をつくらないように，極力無駄な情報を制限することによって，必要な目標値などが明確に理解できる，かつ頭に入るように工夫されているように思いました．

　私の場合は，1回さーっと読んで，納得して，本棚に置いておいて…またECMO症例で迷ったり，わからなかったときにこの本で確認するといった使い道をしようと思いました．

　ローテーションの研修医の先生の場合は，ICUをローテーションしたときにECMO患者の担当になっても，この本をしっかり読んで，上級医の先生のお話をよく聞いて，しっかりと患者さんに向かっていけば十分だと思いました．救急のレジデントの先生，ICUのナースさん，40歳のおじさん救急医でも誰でもこの本は楽しめて，かつ役に立つ本だと思います．ぜひご一読ください．

（評者）**一二三 亨（香川大学医学部附属病院救命救急センター）**

Book Information

MMF (Medical students Mentoring Forum)
たろう先生式医学部6年間
ベストな過ごし方

近刊
5月発行予定

Now Printing

著／志水太郎

□ 定価(本体 2,000円＋税)　□ A5判　□ 約200頁　□ ISBN978-4-7581-1826-2

- ●「教養を学ぶ意味は?」「国試のための勉強だけでいいの?」など, 医学生のほとんどが陥る悩みに対する考え方を, 志水先生がトコトン解説.
- ●「医道を学ぶとはどういうことか?」を改めて振り返ることのできる1冊.

医学部6年間, そしてその先もそばに寄り添う1冊.

リハに役立つ
検査値の読み方・とらえ方

新刊

リハに役立つ
検査値の
読み方・
とらえ方
田屋雅信, 松田雅弘 編

編集／田屋雅信, 松田雅弘

□ 定価(本体 3,400円＋税)　□ A5判　□ 272頁　□ ISBN978-4-7581-0227-8

- ● 各検査値の基準値をグラフ化! 異常値の原因・症状が一目でわかる!
- ● リハスタッフが確認すべきこと, リハの中止基準, 疾患ごとの検査値を丁寧に解説. case studyもあるので臨床ですぐ活かせる!

検査値の異常値と, 理学療法の結びつきがこの1冊でわかる!

メディカルスタッフのための
ひと目で選ぶ統計手法

「目的」と「データの種類」で簡単検索!
適した手法が76の事例から見つかる、結果がまとめられる

近刊
5月下旬
発行予定

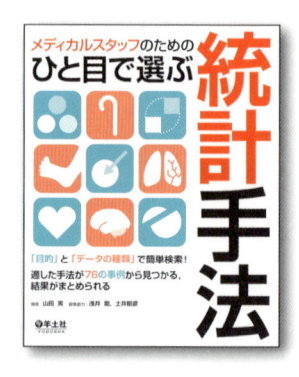
メディカルスタッフのための
ひと目で選ぶ 統計手法
「目的」と「データの種類」で簡単検索!
適した手法が76の事例から見つかる、結果がまとめられる
山田 実　浅井 剛, 土井剛彦

編集／山田　実　編集協力／浅井　剛, 土井剛彦

□ 定価(本体 3,200円＋税)　□ A4変型判　□ 173頁　□ ISBN978-4-7581-0228-5

- ● 76の研究事例を「目的×データの種類」でマトリックス図に整理. 適した手法がたちまち見つかる!
- ● その手法を使う理由や解析結果の記載例も紹介, 学会発表にも役立つ

あなたの研究にはこの統計! 手法選択の悩みを解消

発行　羊土社 YODOSHA　〒101-0052　東京都千代田区神田小川町2-5-1　TEL 03(5282)1211　FAX 03(5282)1212
E-mail : eigyo@yodosha.co.jp
URL : www.yodosha.co.jp/

ご注文は最寄りの書店, または小社営業部まで

お知らせ ●●●

2018年度（第1回）リハビリテーション科医になろうセミナー

初期研修医および転向希望の医師を対象に，リハビリテーション医学の魅力と，その社会的ニーズを学会としてアピールする場として，『リハビリテーション科医になろうセミナー』を下記の通り開催することとなりました．ぜひご参加ください．

【開催日時】2018年6月3日（日）13：00～18：00
【開催場所】ビジョンセンター東京 別館 702号室
【対　象】臨床研修医および転向希望の医師，リハビリテーション科に興味のある医師
【受講料】無料
【申込方法】下記7項目を明記の上，2018年5月28日（月）までに事務局担当（seminar@jarm.or.jp）までE-mailでお申込ください．
1. 参加希望セミナー（「6/3」でご記載くださいませ）
2. 氏名
3. 連絡先（連絡用E-mailアドレスと電話番号）
4. 所属病院名　5. 在籍医局名（あれば）
6. 医師免許取得年　7. 懇談会（無料）参加可否
※詳しくは下記をご参照ください
http://www.jarm.or.jp/member/calendar/20180603.html

【問い合わせ先】
公益社団法人日本リハビリテーション医学会
〒101-0047
東京都千代田区内神田1-18-12 内神田東誠ビル2階
TEL：03-5280-9700　FAX：03-5280-9701
E-mail：seminar@jarm.or.jp

◆ 研修医募集広告掲載のご案内 ◆
「レジデントノート」を初期・後期研修医募集にご利用下さい！

お陰様で大変多くの研修医・医学生の方にご愛読いただいている小誌は，人材募集のための媒体としても好評をいただき，

* 「レジデントノートに載せた広告で，良い人材を採用できた」
* 「募集についての問い合わせが増えた」

といった声を多数いただいております．

◆

広告サイズは，1/2ページ・1ページがございます．本誌前付・後付広告をご参照下さい．
　なお，本誌に出稿していただくと，サービスとして小社のメール配信（メディカル ON-LINE）やホームページにも広告内容を掲載しますのでさらに効果的！
　初期研修医・後期研修医の採用活動の本格化に備えぜひご検討下さい．

詳しくは下記までお気軽にお問合せ下さい
■ TEL　：03-5282-1211　■ FAX：03-5282-1212
■ メール：ad-resi@yodosha.co.jp
■ 郵便　：〒101-0052 東京都千代田区神田小川町2-5-1
　　　　　株式会社 羊土社 営業部担当：菅野（かんの）

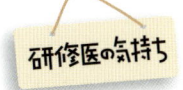 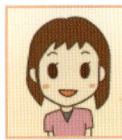 ## レジデントノートにあなたの声を載せてみませんか？ 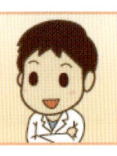 🐸羊土社

「研修医の気持ち」は読者である研修医の先生方の一言を掲載するコーナーです．「患者さんから御礼を言われた」といった嬉しい気持ち，「今，こんな研修をしています」などの紹介，レジデントノートへの感想やコメント…など，あなたの感動や経験をレジデントノートに載せてみませんか？
　レジデントノートホームページの投稿フォーム，E-mail またはご郵送にてご応募ください！

【投稿規定】
文字数：100～200字程度
内容：研修中に感動したことや体験したこと，小誌バックナンバーに関する感想やコメントなど
謝礼：掲載誌1冊＋お好きなバックナンバー（月刊）1冊
　　　※ 応募多数の場合，掲載までお時間をいただくことがあります
　　　※ 掲載の採否に関しては編集部にて判断させていただきます．あらかじめご了承ください

【応募方法】（ご応募は随時受け付けます）
1. レジデントノートホームページ
　下記URLの投稿フォームに，① 年次，ペンネーム，掲載本文，② メールアドレスをご入力ください．
　www.yodosha.co.jp/rnote/feeling/

2. E-mailまたはご郵送
　①～④を明記のうえ，【応募先】へご応募ください．
① お名前，ご所属，年次（必要であればペンネーム）
② ご連絡先（ご住所およびメールアドレス）
③ お好きなバックナンバー1冊（掲載誌とともにお送りします）
④ 掲載本文（投稿規定をご確認ください）

【応募先】
ご郵送：
〒101-0052 東京都千代田区神田小川町2-5-1
株式会社 羊土社　レジデントノート編集部
「研修医の気持ち」係
E-mail：rnote@yodosha.co.jp

診断ドリル登場！

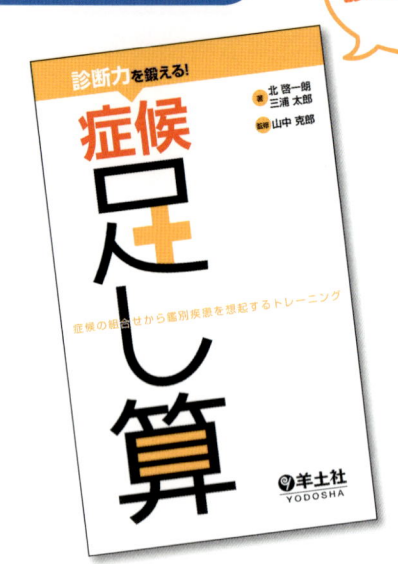

診断力を鍛える！
症候足し算
症候の組合せから鑑別疾患を想起するトレーニング

著／北 啓一朗，三浦太郎　監修／山中克郎
- 定価（本体 2,800 円＋税）　■ B6 変型判
- 215 頁　■ ISBN978-4-7581-1817-0

反響続々！
シンプルで，かつ効果的な
診断力強化ツール！

「疾患」を，その疾患に特徴的な「症候」の足し算で表わした，症候足し算.
本書は，その「症候足し算」と次の一手を掲載した症候足し算編，および各疾患の診断ポイントを解説した鑑別疾患編の 2 編からなります.

● メインとなる症候足し算編では，**300 超の足し算式**を収録し，主訴ごとに章を分けています. 本書で取り上げた主訴は，コア・カリキュラムに記載されている「経験すべき頻度の高い症状」のなかでも比較的病歴が有用な 22 症候です（下記参照）.

● **掲載疾患数は 200 以上**. 本書で取り上げた疾患は，主に common diseases と見逃したくない急性疾患です. 疾患によっては異なる症状を呈することもあります. その場合は，同じ疾患に複数の症候足し算があります（疾患別索引から逆引きも可能になっています）.

● 鑑別疾患編では，疾患の主に**診断に関するポイント**などを，可能な限りエビデンスに基づいて記述しています.

● 本書活用の一例として，カバーの折り返しで片ページを隠せるようになっているので，症候から疾患を想起，もしくは疾患から症候を想起，というトレーニング法があります.

百聞は一見にしかず. 実際の紙面を次ページにて見てみましょう.

次ページで
症候足し算を疑似体験

収録されている主訴

- 頭痛
- 咽喉頭部痛
- 胸痛呼吸困難
- 咳嗽・喘鳴
- 血痰・喀血
- 腹痛
- 悪心・嘔吐
- 便通異常（下痢・便秘など）
- 腰・背部痛
- めまい
- 動悸
- 失神
- 浮腫
- 関節痛
- しびれ
- 皮疹
- 局所リンパ節腫脹
- 黄疸
- 発熱
- 振戦
- 認知機能低下

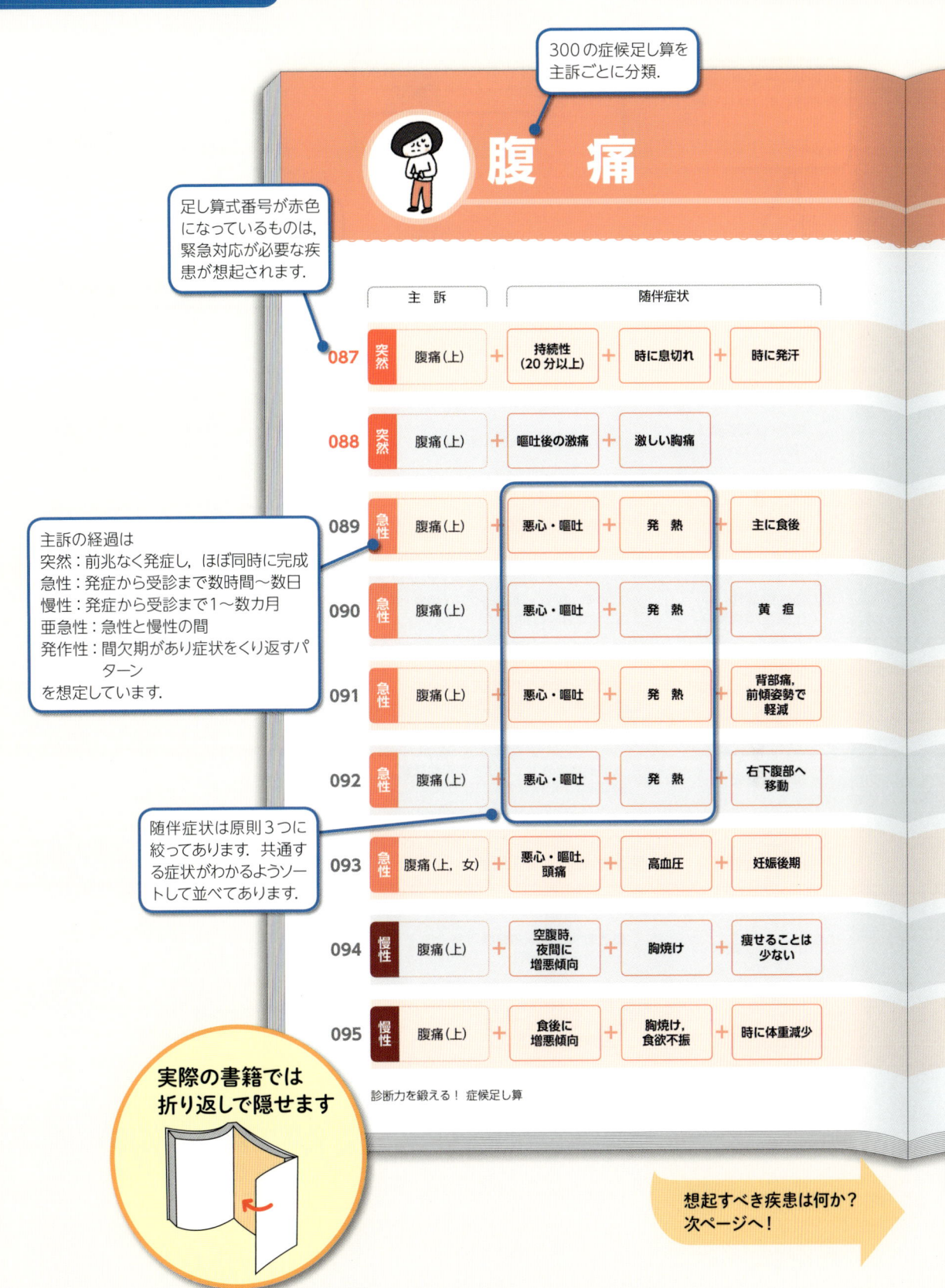

300の症候足し算を主訴ごとに分類.

腹　痛

足し算式番号が赤色になっているものは，緊急対応が必要な疾患が想起されます.

主訴の経過は
突然：前兆なく発症し，ほぼ同時に完成
急性：発症から受診まで数時間〜数日
慢性：発症から受診まで1〜数カ月
亜急性：急性と慢性の間
発作性：間欠期があり症状をくり返すパターン
を想定しています.

随伴症状は原則3つに絞ってあります．共通する症状がわかるようソートして並べてあります.

	主　訴		随伴症状		
087 突然	腹痛（上）	+ 持続性（20分以上）	+ 時に息切れ	+ 時に発汗	
088 突然	腹痛（上）	+ 嘔吐後の激痛	+ 激しい胸痛		
089 急性	腹痛（上）	+ 悪心・嘔吐	+ 発熱	+ 主に食後	
090 急性	腹痛（上）	+ 悪心・嘔吐	+ 発熱	+ 黄疸	
091 急性	腹痛（上）	+ 悪心・嘔吐	+ 発熱	+ 背部痛，前傾姿勢で軽減	
092 急性	腹痛（上）	+ 悪心・嘔吐	+ 発熱	+ 右下腹部へ移動	
093 急性	腹痛（上，女）	+ 悪心・嘔吐，頭痛	+ 高血圧	+ 妊娠後期	
094 慢性	腹痛（上）	+ 空腹時，夜間に増悪傾向	+ 胸焼け	+ 痩せることは少ない	
095 慢性	腹痛（上）	+ 食後に増悪傾向	+ 胸焼け，食欲不振	+ 時に体重減少	

診断力を鍛える！症候足し算

実際の書籍では折り返しで隠せます

想起すべき疾患は何か？次ページへ！

想起すべき疾患とは，その文脈で最もありがちと考えられる疾患です．決めつけではないことを「≒」で表現しています．

疾患の診断ポイントが解説されているページ数です．

解説
128
ページ

次の一手とは，想起すべき疾患を確定診断するために行うことをまとめたものです（一手と言いながら複数あります）．

想起すべき疾患	次の一手
≒ 急性心筋梗塞	発症時の確認，心電図，バイオマーカー，循環器科コンサルト
≒ 特発性食道破裂（Boerhaave 症候群）	バイタル確認，胸部 X 線 /CT
≒ 急性胆嚢炎	Murphy 徴候，腹部エコー
≒ 急性閉塞性化膿性胆管炎	バイタル確認，腹部エコー / 造影 CT，消化器内科コンサルト
≒ 急性膵炎	飲酒歴・胆石症の既往を確認，腹部造影 CT，消化器内科コンサルト
≒ 急性虫垂炎	入室時の歩き方，踵落とし衝撃試験，腹部 CT，消化器外科コンサルト
≒ HELLP 症候群	血液検査，頭部 CT
≒ 十二指腸潰瘍	最近の NSAIDs 内服歴，上部消化管内視鏡
≒ 胃潰瘍・胃癌	最近の NSAIDs 内服歴，上部消化管内視鏡

腹痛

疾患に複数の症候足し算がある場合があります．例えば「急性心筋梗塞」は主訴が「胸痛」や「関節痛」など，計5つの症候足し算があります．

疾患から症候を想起するトレーニングも！

逆に，特徴的な症状は何か？

> ★がついた疾患は, 緊急対応が必要なものです.

腹 痛

腹痛＝消化器と決めつけないことが大事です.
特に血管性病変を見落とさないようにしましょう.

★ 087 急性心筋梗塞【038, 052, 124, 229 参照】
≒突然(上)＋持続性(20分以上)＋時に息切れ＋時に発汗

- 特に下壁梗塞では悪心・嘔吐などの胃腸症状がよくみられます.
- 臍から上の急性の痛みでは必ず心電図をとりましょう.
- time is muscle です. 心電図変化が微妙な場合, 無駄に悩まず循環器科にコンサルトしましょう (胸痛＋心電図変化があればバイオマーカーの結果を待たない)

★ 088 特発性食道破裂(Boerhaave 症候群)【030 参照】
≒突然(上)＋嘔吐後の激痛＋激しい胸痛

- 稀な疾患で, 大半は飲酒後に起きます. 可能なら目撃者から情報を得ましょう.
- 腹痛, 胸痛, 背部痛, ショックなど, 初発症状は多彩です.
- 先行する嘔吐がキーワードです.

> 同疾患の異なる症候足し算の式番号です. 解説ポイントも異なる場合があります.

089 急性胆嚢炎【129 参照】
≒急性(上)＋悪心・嘔吐＋発熱＋主に食後

- 突然〜急性に始まる, 高止まりで波がない持続痛です.
- 腹部エコーでは胆嚢腫大, 壁肥厚, 結石の有無などに注目します.
- 長期絶食者では結石がなくても起こりやすいです (無石性胆嚢炎).

090 急性閉塞性化膿性胆管炎【268 参照】
≒急性(上)＋悪心・嘔吐＋発熱＋黄疸

- 発熱をきたす黄疸は red flag (危険徴候)です！
- 腹部エコー/CT では胆管拡張, 総胆管結石を認めます.
- 高齢者に多く容易に敗血症性ショック, DIC に陥ります. 内視鏡的緊急ドレナージの適応です.

091 急性膵炎【127, 162 参照】
≒急性(上)＋悪心・嘔吐＋発熱＋背部痛

- アルコール性, 胆石性のものが多い
- 実質臓器の自己融解なので, 痛みに伴います.
- 膵臓はエコーでは描出しにくく, しょう.

092 急性虫垂炎【108, 126, 283 参照】
≒急性(上)＋悪心・嘔吐＋発熱＋右下腹

- 典型例では右下腹を押さえながら, ます.
- 若年者に多いですが, 全年齢に起こ疾患と診断がつくまで虫垂炎を鑑別
- 高齢者では非特異的で, 受診時にることがよくあります.

093 HELLP 症候群
≒急性(上, 女)＋悪心・嘔吐＋頭痛＋高

- 妊娠末期(27 〜 37 週)の悪心・嘔にしましょう.
- 血液検査で血小板減少, 肝機能異
- 頭痛や嘔吐などがある場合には, します.

094 十二指腸潰瘍
≒慢性(上)＋空腹時, 夜間に増悪傾向＋

- 大半は *H. pyroli* 感染か NSAIDs か
- 空腹時に増悪しやすいので, 夜間ことが多いです.
- 確定診断には上部消化管内視鏡が

095 胃潰瘍・胃癌【133 参照】
≒慢性(上)＋食後に増悪傾向＋胸焼け,

- 胃潰瘍・胃癌とも *H. pylori* 感染胃

是非, 実際の本書で
確認してください！

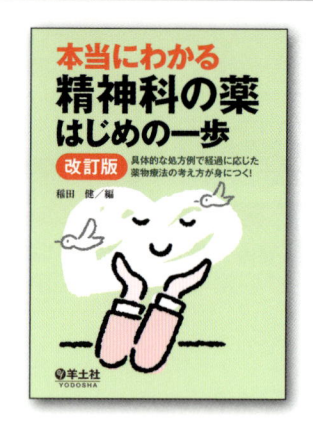
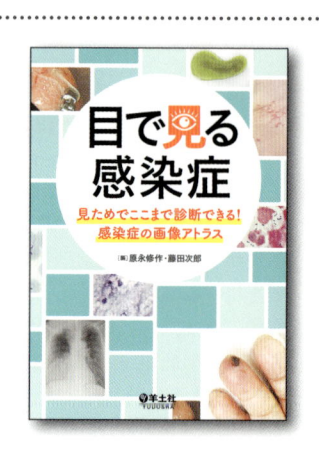

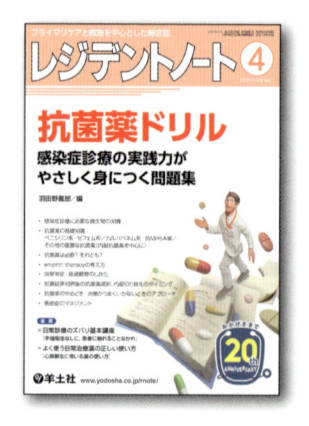

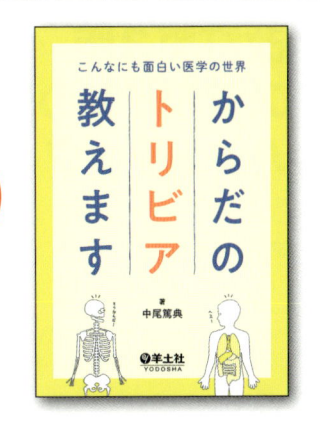
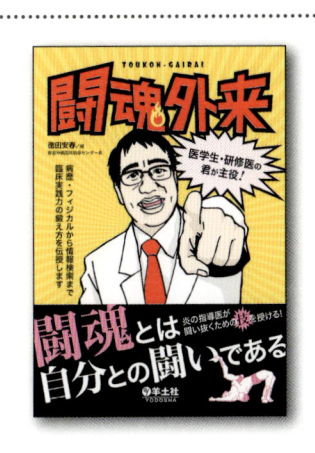
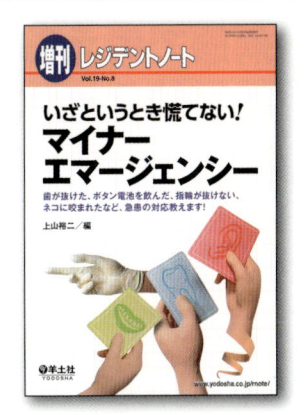

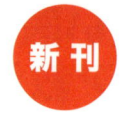
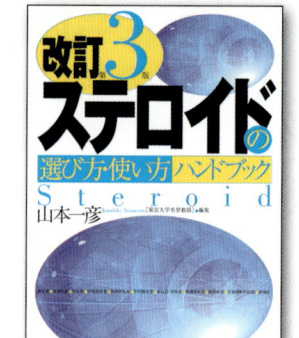
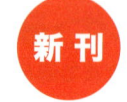

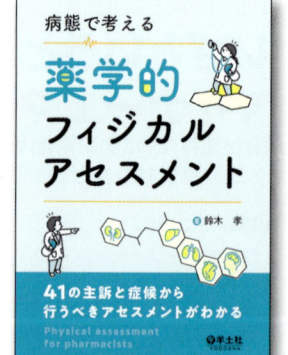

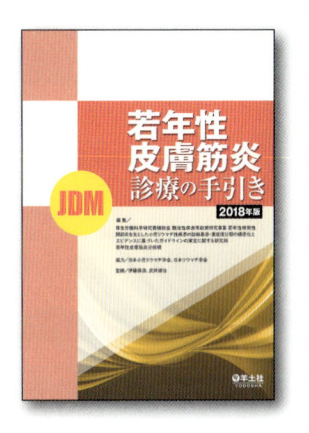
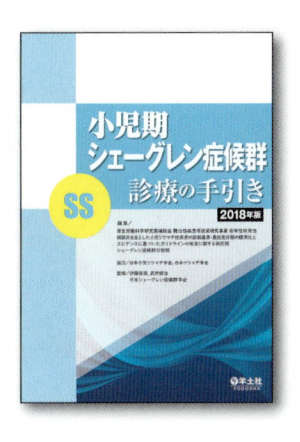

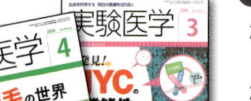

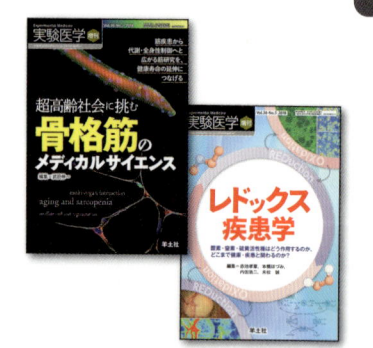

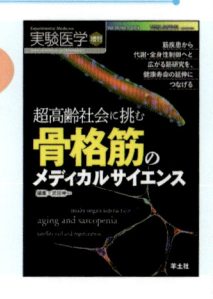

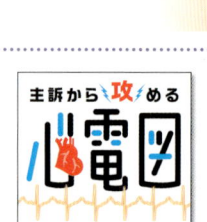
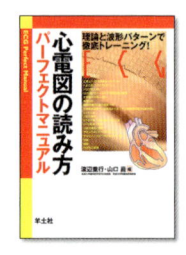
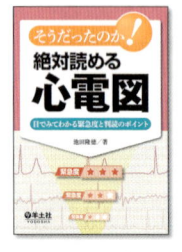
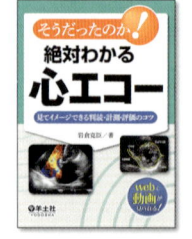
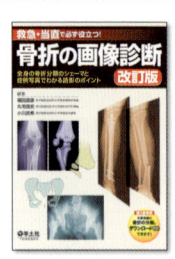
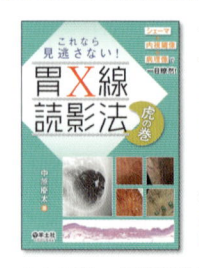

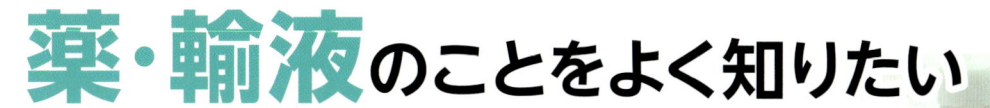

薬・輸液のことをよく知りたい

ポケットサイズのマニュアル,処方ハンドブックなど,
いずれもわかりやすくまとまった,
必ず手元におきたい薬・輸液関連書籍!

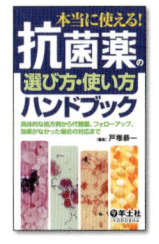

本当に使える!
抗菌薬の選び方・使い方
ハンドブック

具体的な処方例から代替薬、フォローアップ、効果がなかった場合の対応まで

戸塚恭一／編
■定価（本体 3,800円＋税）　■B6 変型判
■388頁　■ISBN978-4-7581-1740-1

抗菌薬選びと処方にもう迷わない!
すぐに役立つ処方例も満載!

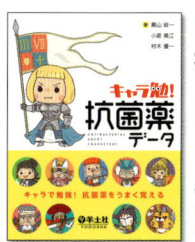

キャラ勉!
抗菌薬データ

黒山政一，小原美江，村木優一／著
■定価（本体 2,400円＋税）　■A5 変型判
■205頁　■ISBN978-4-7581-1816-3

抗菌薬と微生物をキャラクター化!
抗菌薬の特徴や使い方を楽しく覚えられる入門書!

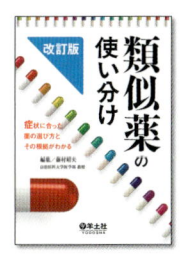

類似薬の使い分け
改訂版

症状に合った薬の選び方とその根拠がわかる

藤村昭夫／編
■定価（本体 3,700円＋税）　■A5 判
■342頁　■ISBN978-4-7581-1753-1

よく出会う疾患別に類似薬の特徴を比較して解説

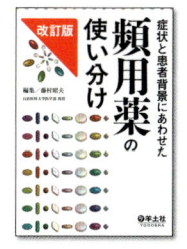

症状と患者背景にあわせた
頻用薬の使い分け
改訂版

藤村昭夫／編
■定価（本体 3,600円＋税）　■A5 判
■333頁　■ISBN978-4-7581-1779-1

頭痛や不眠、めまいなど、よく出合う症状別に
頻用する薬の特徴を比較して解説

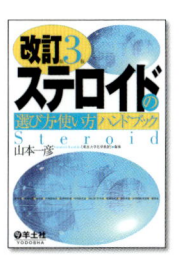

改訂第3版
ステロイドの
選び方・使い方
ハンドブック

山本一彦／編
■定価（本体 4,300円＋税）　■B6 判
■375頁　■ISBN978-4-7581-1822-4

疾患ごとにステロイド使用の基本から
減量・中止時期までを網羅した1冊!

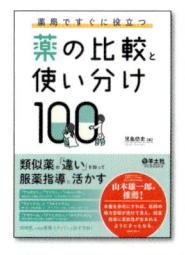

薬局ですぐに役立つ
薬の比較と使い分け100

児島悠史／著
■定価（本体 3,800円＋税）　■B5 判
■423頁　■ISBN978-4-7581-0939-0

約730の参考文献をもとに類似薬どうしを徹底比較!
研修医やその他医療スタッフにもおすすめ!

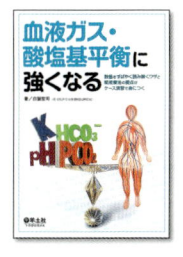

血液ガス・
酸塩基平衡に強くなる

数値をすばやく読み解くワザと輸液療法の
要点がケース演習で身につく

白髪宏司／著
■定価（本体 3,600円＋税）　■B5 判
■244頁　■ISBN978-4-7581-1735-7

素早く読み解く匠のワザと,
いつの間にか実力がつくトレーニング

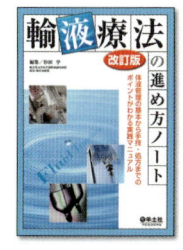

輸液療法の進め方ノート
改訂版

体液管理の基本から手技・処方までの
ポイントがわかる実践マニュアル

杉田　学／編
■定価（本体 4,500円＋税）　■B5 判
■279頁　■ISBN978-4-7581-0678-8

輸液処方の具体例が豊富!
ベッドサイドで即使える実践的輸液マニュアル!

ビジュアル基本手技シリーズ

オールカラー

わかりやすいレイアウトで手技の流れが理解できる！
入門者が理解しやすいように丁寧に解説！
指導用のテキストとしても最適です．

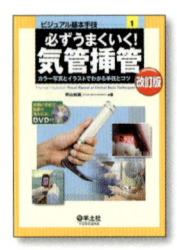

必ずうまくいく！
気管挿管
改訂版　　**DVD付き**
カラー写真とイラストで
わかる手技とコツ

青山和義／著
- 定価（本体4,500円＋税）　■ A4判
- 205頁　■ ISBN978-4-89706-347-8

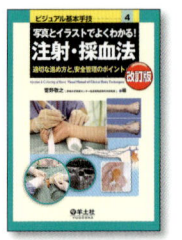

写真とイラストでよくわかる！
注射・採血法
改訂版
適切な進め方と，安全管理のポイント

菅野敬之／編
- 定価（本体4,200円＋税）　■ A4判
- 221頁　■ ISBN978-4-89706-350-8

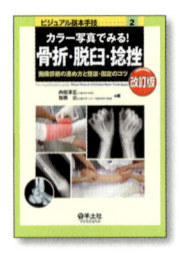

カラー写真でみる！
骨折・脱臼・捻挫
改訂版
画像診断の進め方と
整復・固定のコツ

内田淳正，加藤　公／編
- 定価（本体4,700円＋税）　■ A4判
- 173頁　■ ISBN978-4-89706-349-2

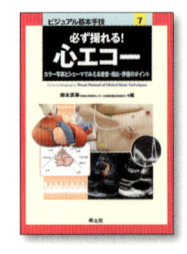

必ず撮れる！
心エコー
カラー写真とシェーマでみえる
走査・描出・評価のポイント

鈴木真事／編
- 定価（本体4,500円＋税）　■ A4判
- 158頁　■ ISBN978-4-89706-336-2

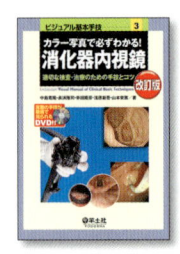

カラー写真で必ずわかる！
消化器内視鏡
改訂版　　**DVD付き**
適切な検査・治療のための手技とコツ

中島寛隆，長浜隆司，幸田隆彦，
浅原新吾，山本栄篤／著
- 定価（本体6,200円＋税）　■ A4判
- 247頁　■ ISBN978-4-89706-348-5

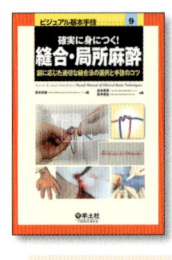

確実に身につく！
縫合・局所麻酔
創に応じた適切な縫合法の選択と
手技のコツ

落合武徳／監
清水孝徳，吉本信也／編
- 定価（本体4,500円＋税）　■ A4判
- 141頁　■ ISBN978-4-89706-338-6

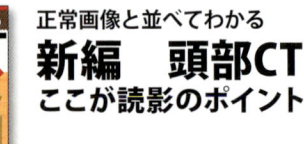
その他　中心静脈穿刺／腹部エコー／体腔穿刺／ラリンジアルマスク

正常画像と並べてわかるシリーズ

「正常」と「病変」を見開きで比べるから，よくわかる！
コンパクトなポケットサイズに多くの症例を掲載！
所見のポイントや診断のコツも詳しく解説！

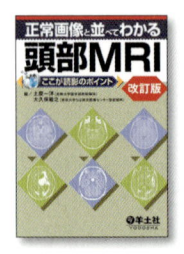

正常画像と並べてわかる
頭部MRI
改訂版
ここが読影のポイント

土屋一洋，大久保敏之／編
- 定価（本体3,000円＋税）　■ A6判
- 271頁　■ ISBN978-4-7581-0681-8

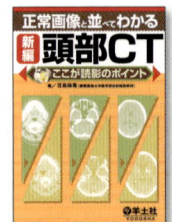

正常画像と並べてわかる
新編　頭部CT
ここが読影のポイント

百島祐貴／著
- 定価（本体2,900円＋税）　■ A6判
- 242頁　■ ISBN978-4-7581-1172-0

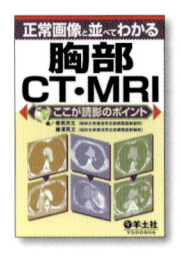

正常画像と並べてわかる
胸部CT・MRI
ここが読影のポイント

櫛橋民生，藤澤英文／編
- 定価（本体3,200円＋税）　■ A6判
- 310頁　■ ISBN978-4-7581-1169-0

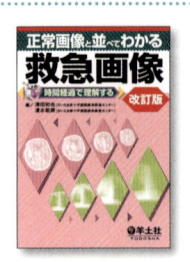

正常画像と並べてわかる
救急画像
改訂版
時間経過で理解する

清田和也，清水敬樹／編
- 定価（本体3,500円＋税）　■ A6判
- 304頁　■ ISBN978-4-7581-1175-1

その他　骨軟部CT・MRI／腹部・骨盤部MRI／腹部エコー／腹部・骨盤部CT／頭部CT　など，豊富なラインナップ！

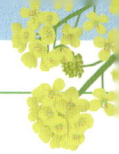

レジデントノート & 研修医フェア
開催書店のお知らせ

ただいま，全国書店では春の研修医シーズンに合わせ "研修医フェア" を開催しております．
フェア期間中は羊土社書籍をはじめ研修医のみなさまの力になる書籍が勢ぞろいいたします．
ぜひ一度足をお運びください！

■ フェア開催書店一覧 ■

＜北海道・東北＞
北海道 紀伊國屋書店 札幌新本店……5/31頃まで
北海道 三省堂書店 旭川医科大学売店
　　　　　　　　　　　　　　　……5/31頃まで
北海道 三省堂書店 札幌店……5/31頃まで
北海道 ジュンク堂書店 旭川店……5/31頃まで
北海道 MARUZEN&ジュンク堂書店 札幌店
　　　　　　　　　　　　　　　……5/30頃まで
宮城 丸善 仙台アエル店……6/10頃まで
秋田 西村書店 秋田支店……5/30頃まで
山形 高陽堂書店……5/20頃まで
山形 山形大学生協 医学部店……5/15頃まで

＜関東＞
茨城 丸善雄松堂筑波大学 医学学群売店
　　　　　　　　　　　　　　　……5/12頃まで
栃木 大学書房 自治医大店……5/31頃まで
栃木 廣川書店 獨協医科大学店……5/31頃まで
群馬 紀伊國屋書店 前橋店……5/31頃まで
千葉 志学書店……5/31頃まで
千葉 丸善 津田沼店……5/15頃まで
神奈川 紀伊國屋書店 横浜店……5/31頃まで
神奈川 ジュンク堂書店 藤沢店……5/31頃まで
神奈川 丸善 東海大学伊勢原売店……7/20頃まで
神奈川 有隣堂 本店医学書センター 5/13頃まで

＜東京＞
東京 オリオン書房 ノルテ店……5/15頃まで
東京 紀伊國屋書店 新宿本店……5/31頃まで
東京 紀伊國屋書店 玉川高島屋店 5/31頃まで
東京 ジュンク堂書店 池袋店……5/31頃まで
東京 ジュンク堂書店 吉祥寺店……5/31頃まで
東京 東邦稲垣書店……6/30頃まで
東京 丸善 お茶の水店……6/10頃まで
東京 丸善 キャンパスショップ
　　　　　東邦大学大森店……5/31頃まで
東京 丸善 日本橋店……6/15頃まで
東京 丸善 丸の内本店……5/31頃まで
東京 MARUZEN&ジュンク堂書店 渋谷店
　　　　　　　　　　　　　　　……5/31頃まで
東京 八重洲ブックセンター 本店 5/31頃まで

＜甲信越・北陸＞
新潟 ジュンク堂書店 新潟店……5/31頃まで
富山 Booksなかだ本店 専門書館 5/13頃まで
福井 勝木書店 福井大学医学部売店
　　　　　　　　　　　　　　　……6/30頃まで
長野 丸善 松本店……5/31頃まで

＜東海＞
静岡 ガリバー 浜松店……6/30頃まで
静岡 谷島屋 浜松店……5/31頃まで
愛知 三省堂書店 名古屋高島屋店 5/31頃まで
愛知 名古屋大学生協 医学部店……5/12頃まで
愛知 丸善 名古屋本店……5/31頃まで

＜関西＞
滋賀 大垣書店 フォレオ大津一里山店
　　　　　　　　　　　　　　　……5/31頃まで
京都 大垣書店 イオンモールKYOTO店
　　　　　　　　　　　　　　　……6/10頃まで
京都 ガリバー 京都店……5/31頃まで
京都 神陵文庫 京都営業所……6/30頃まで
京都 丸善 京都本店……5/31頃まで
大阪 紀伊國屋書店 近畿大学医学部BC
　　　　　　　　　　　　　　　……6/30頃まで
大阪 紀伊國屋書店 グランフロント大阪店
　　　　　　　　　　　　　　　……5/31頃まで
大阪 ジュンク堂書店 近鉄あべのハルカス店
　　　　　　　　　　　　　　　……6/15頃まで
大阪 ジュンク堂書店 難波店……5/31頃まで
大阪 神陵文庫 大阪支店……5/31頃まで
大阪 神陵文庫 大阪医科大学店……5/31頃まで
大阪 神陵文庫 大阪大学医学部店 5/31頃まで
大阪 ワニコ書店 枚方店……5/31頃まで
兵庫 紀伊國屋書店 兵庫医大売店 5/31頃まで
兵庫 ジュンク堂書店 三宮店……5/31頃まで
兵庫 神陵文庫 本社……5/31頃まで
兵庫 神陵文庫 西宮店……5/31頃まで
奈良 奈良栗田書店……6/30頃まで
和歌山 神陵文庫 和歌山営業所……5/31頃まで

＜中国＞
島根 島根 井上書店……5/31頃まで

島根 島根大学生協 医学部店……5/31頃まで
岡山 喜久屋書店 倉敷店……6/30頃まで
岡山 紀伊國屋書店 クレド岡山店 5/16頃まで
岡山 神陵文庫 岡山営業所……5/31頃まで
岡山 泰山堂書店 鹿田本店……7/31頃まで
広島 神陵文庫 広島営業所……7/15頃まで
山口 井上書店 宇部店……5/31頃まで

＜四国＞
徳島 紀伊國屋書店 徳島店……5/15頃まで
徳島 久米書店 徳島医大前店……5/31頃まで
香川 ジュンク堂書店 高松店……6/10頃まで
香川 宮脇書店 香川大学医学部店 5/31頃まで
愛媛 新丸三書店 本店……5/25頃まで
高知 金高堂書店……5/31頃まで
高知 金高堂書店 高知大学医学部店
　　　　　　　　　　　　　　　……5/31頃まで

＜九州・沖縄＞
福岡 喜久屋書店 小倉店……5/31頃まで
福岡 九州神陵文庫 本社……5/30頃まで
福岡 九州神陵文庫 久留米大学店 5/20頃まで
福岡 ジュンク堂書店 福岡店……5/31頃まで
佐賀 紀伊國屋書店 佐賀大学医学部BC
　　　　　　　　　　　　　　　……6/30頃まで
長崎 紀伊國屋書店 長崎店……5/31頃まで
熊本 金龍堂 まるぶん店……5/31頃まで
熊本 蔦屋書店 熊本三年坂店……5/31頃まで
大分 明屋書店 コスモタウン佐伯店
　　　　　　　　　　　　　　　……5/31頃まで
宮崎 メディカル田中……5/31頃まで
鹿児島 ジュンク堂書店 鹿児島店……5/15頃まで
鹿児島 ブックスミスミ オプシア……5/31頃まで
沖縄 ジュンク堂書店 那覇店……5/31頃まで
沖縄 琉球光和 考文堂……5/31頃まで

(2018年4月11日現在)
※お問い合わせは各書店までお願い申し上げます.
※書店名は地域・五十音順で表示しております.

レジデントノートホームページでは，研修医・指導医の方にオススメの書籍をご紹介しております．
また，日々の診療に役立つコンテンツも多数掲載しております．ぜひご活用ください！

www.yodosha.co.jp/rnote/

◇◆◇ 「レジデントノート」取扱書店一覧 ◇◆◇

羊土社の既刊書籍やバックナンバーを店頭に備えております. どうぞご利用ください.

＜北海道＞

札幌	紀伊國屋書店　札幌本店	011-231-2131
	コーチャンフォー　美しが丘店	011-889-2000
	コーチャンフォー　札幌ミュンヘン大橋店	011-817-4000
	コーチャンフォー　新川通り店	011-769-4000
	札幌医科大学丸善大学書房	011-616-0057
	三省堂書店　札幌店	011-209-5600
	北海道大学生協　書籍部北部店	011-747-2182
	MARUZEN＆ジュンク堂書店　札幌店	011-223-1911
小樽	喜久屋書店　小樽店	0134-31-7077
函館	昭和書房	0138-54-3316
旭川	コーチャンフォー　旭川店	0166-76-4000
	三省堂書店　旭川医大売店	0166-68-2773
	ジュンク堂書店　旭川店	0166-26-1120
北見	コーチャンフォー　北見店	0157-26-1122

＜東北＞

青森	紀伊國屋書店　弘前店	0172-36-4511
	ジュンク堂書店　弘前中三店	0172-34-3131
	弘前大学生協　医学部店書籍部	0172-35-3275
	宮脇書店　青森本店	017-721-1080
岩手	エムズエクスポ　盛岡店	019-648-7100
	ジュンク堂書店　盛岡店	019-601-6161
	東山堂　北日本医学書センター	019-637-3831
	丸善　岩手医科大学売店	0196-51-7452
	丸善　岩手医科大学矢巾売店	019-697-1651
宮城	アイエ書店	022-738-8670
	東北大学生協　星陵店書籍部	022-275-1093
	丸善仙台アエル店	022-264-0151
	ヤマト屋書店　仙台三越店	022-393-8541
秋田	秋田大学生協　医学部店	0188-31-5806
	ジュンク堂書店　秋田店	018-884-1370
	西村書店　秋田MB	018-835-9611
山形	高陽堂書店	0236-31-6001
	山形大学生協　飯田店書籍部	0236-42-4590
福島	紀伊國屋書店　福島県立医科大学ブックセンター	0245-48-2533
	ジュンク堂書店　郡山店	024-927-0440

＜関東＞

茨城	ACADEMIA　イーアスつくば店	029-868-7407
	丸善筑波大学医学群売店	0298-58-0424
栃木	うさぎや　自治医大店	0285-44-7637
	大学書房　自治医大店	0285-44-8061
	大学書房　獨協医大店	0282-86-2850
	廣川書店　獨協医大店	0282-86-2960
群馬	紀伊國屋書店　前橋店	027-220-1830
	群馬大学生協　昭和店	027-233-9558
	戸田書店　高崎店	027-363-5110
	廣川書店　高崎本店	0273-22-4804
	廣川書店　前橋店	027-231-3077
埼玉	紀伊國屋書店　さいたま新都心店	048-600-0830
	三省堂ブックポート大宮	048-646-2600
	大学書房　大宮店	048-648-5643
	戸田書店　熊谷店	048-599-3232
	Book Depot 書楽	048-859-4946
	文光堂書店　埼玉医科大学店	0492-95-2170
千葉	紀伊國屋書店　流山おおたかの森店	04-7156-6111
	くまざわ書店　ペリエ千葉本店	043-202-2900
	三省堂書店　千葉そごうブックセンター	043-245-8331
	志学書店	043-224-7111
	志学書店　日本医科大店	0476-99-1170
	ジュンク堂書店　南船橋店	047-401-0330
	千葉大学生協　亥鼻店	043-222-4912
	丸善　津田沼店	0474-70-8313
神奈川	ACADEMIA　港北店	045-941-3320
	紀伊國屋書店　聖マリアンナ医大売店	044-977-8721
	紀伊國屋書店　横浜店	045-450-5901

	三省堂書店　新横浜店	045-478-5520
	ジュンク堂書店　藤沢店	0466-52-1211
	阪急ブックファースト 青葉台店	045-989-1781
	丸善　ラゾーナ川崎店	044-520-1869
	有隣堂　本店医学書センター	045-261-1231
	有隣堂　北里大学売店	0427-78-5201
	有隣堂　横浜西口医学書センター	045-311-6265
	横浜市立大学生協医学部福浦店	045-785-0601

＜東京＞

千代田区	三省堂書店本店メディカルブックセンター	03-3233-3312
	三省堂書店有楽町店	03-3292-7653
	丸善　お茶の水店	03-3295-5581
	丸善　丸の内本店	03-5288-8881
中央区	丸善　日本橋店	03-3272-7211
	八重洲ブックセンター	03-3281-1811
港区	文永堂書店（慈恵医大内）	03-3431-5805
	明文館（慈恵医大内）	03-3431-6671
新宿区	紀伊國屋書店　新宿本店	03-3354-0131
	慶應義塾大学生協　信濃町店	03-3341-6355
	三省堂書店　女子医大店	03-3203-8346
	ブックファースト新宿店	03-5339-7611
文京区	東京医科歯科大学生協	03-3818-5232
	東京大学生協　本郷書籍部	03-3811-5481
	文光堂書店　本郷店	03-3815-3521
	文光堂書店　日医店	03-3824-3322
	鳳文社	03-3811-7700
品川区	医学堂書店	03-3783-9774
	昭和大学生協	03-3784-8268
大田区	東邦稲垣書店	03-3766-0068
	丸善　東邦大学売店	03-5753-1466
世田谷区	紀伊國屋書店　玉川高島屋店	03-3709-2091
渋谷区	MARUZEN＆ジュンク堂書店　渋谷店	03-5456-2111
豊島区	三省堂書店　池袋本店	03-6864-8900
	ジュンク堂書店　池袋店	03-5956-6111
板橋区	文光堂書店　板橋日大店	03-3958-5224
	帝京ブックセンター	03-6912-4081
都下	オリオン書房ノルテ店	042-527-1231
	木内書店	0423-45-7616
	コーチャンフォー　若葉台店	042-350-2800
	文光堂　杏林大学医学部店	0422-48-0335
	ジュンク堂書店　吉祥寺店	0422-28-5333
	ジュンク堂書店　立川高島屋店	042-512-9910
	MARUZEN　多摩センター店	042-355-3220

＜甲信越・北陸＞

山梨	ジュンク堂書店　岡島甲府店	055-231-0606
	丸善山梨大学医学部購買部	055-220-4079
	明倫堂書店　甲府店	0552-74-4331
長野	信州大学生協松本書籍部	0263-37-2983
	平安堂　長野店	026-224-4545
	MARUZEN　松本店	0263-31-8171
	宮脇書店　松本店	0263-24-2435
	明倫堂書店	0263-35-4312
新潟	紀伊國屋書店　新潟店	025-241-5281
	考古堂書店	025-229-4050
	考古堂書店　新潟大学医学部店	025-223-6185
	ジュンク堂書店　新潟店	025-374-4411
	西村書店	025-223-2388
	新潟大学生協池原店	025-223-2565
	宮脇書店　長岡店	0258-31-3700
富山	紀伊國屋書店　富山店	076-491-7031
	中田図書販売　富山大学杉谷キャンパス売店	0764-34-0929
	中田図書販売　大泉本社	0764-21-0100
	Books なかだ本店　専門書館	0764-92-1197
石川	うつのみや　金沢香林坊店	076-234-8111
	金沢大学生協　医学部店	076-264-0583

	金沢ビーンズ明文堂書店　金沢県庁前本店	076-239-4400
	紀伊國屋書店　金沢医大ブックセンター	076-286-1874
	前田書店	076-261-0055
福井	勝木書店　新二の宮店	0776-27-4678
	勝木書店　福井大学医学部店	0776-61-3300

＜東　海＞

岐阜	岐阜大学生協　医学部店	058-230-1164
	自由書房　新高島屋	058-262-5661
	丸善　岐阜店	058-297-7008
静岡	ガリバー　浜松店	053-433-6632
	戸田書店　静岡本店	054-205-6111
	マルサン書店　仲見世店	0559-63-0350
	MARUZEN＆ジュンク堂書店　新静岡店	054-275-2777
	谷島屋　浜松医大売店	053-433-7837
	谷島屋　浜松本店	053-457-4165
愛知	大竹書店	052-262-3828
	三省堂書店　名古屋本店	052-566-6801
	三省堂書店　名古屋高島屋店	052-566-8877
	ジュンク堂書店　ロフト名古屋店	052-249-5592
	名古屋市立大学生協　医学部店	052-852-7346
	名古屋大学生協　医学部店	052-731-6815
	丸善　愛知医大売店	052-264-4811
	MARUZEN　名古屋本店	052-238-0320
	丸善　藤田保健衛生大学売店	0562-93-2582
三重	三重大学生協　BII 店	0592-32-9531
	ワニコ書店	0592-31-3000

＜関　西＞

滋賀	大垣書店　フォレオ大津一里山店	077-547-1020
	滋賀医科大学生協	077-548-2134
京都	大垣書店　イオンモール KYOTO 店	075-692-3331
	ガリバー　京大病院店	075-761-0651
	ガリバー　京都店	075-751-7151
	京都大学生協　南部ショップ	075-752-1686
	京都府立医科大学生協医学部店	075-251-5964
	ジュンク堂書店　京都店	075-252-0101
	神陵文庫　京都営業所	075-761-2181
	辻井書院	075-791-3863
	丸善　京都本店	075-253-1599
大阪	アゴラブックセンター	072-621-3727
	大阪市立大学生協　医学部店	06-6645-3641
	大阪大学生協　医学部店	06-6878-7062
	紀伊國屋書店　梅田本店	06-6372-5824
	紀伊國屋書店　近畿大学医学部ブックセンター	072-368-6190
	紀伊國屋書店　グランフロント大阪店	06-7730-8451
	ジュンク堂書店　大阪本店	06-4799-1090
	ジュンク堂書店　近鉄あべのハルカス店	06-6626-2151
	ジュンク堂書店　高槻店	072-686-5300
	ジュンク堂書店　難波店	06-4396-4771
	神陵文庫　大阪支店	06-6223-5511
	神陵文庫　大阪医科大学店	0726-83-1161
	神陵文庫　大阪大学医学部病院店	06-6879-6581
	MARUZEN＆ジュンク堂書店　梅田店	06-6292-7383
	ワニコ書店　枚方店	072-841-5444
兵庫	紀伊國屋書店　兵庫医科大学売店	0798-45-6446
	神戸大学生協　医学部メディコ・アトリウム店	078-371-1435
	ジュンク堂書店　三宮店	078-392-1001
	ジュンク堂書店　姫路店	079-221-8280
	神陵文庫　本社	078-511-5551
	神陵文庫　西宮店	0798-45-2427
奈良	奈良栗田書店	0744-24-3225
和歌山	神陵文庫　和歌山店	073-433-4751
	TSUTAYA WAY・ガーデンパーク　和歌山店	073-480-5900
	和歌山県立医科大学生協	0734-48-1161

＜中　国＞

鳥取	鳥取大学生協　医学部ショップ	0859-31-6030
島根	島根井上書店	0853-22-6577
	島根大学生協医学部店	0853-31-6322
岡山	岡山大学生協コジカショップ	086-235-7047
	喜久屋書店　倉敷店	086-430-5450
	紀伊國屋書店　クレド岡山店	086-212-2551
	神陵文庫　岡山営業所	086-223-8387
	泰山堂書店　川崎医大売店	086-462-2822
	泰山堂書店　鹿田本店	086-226-3211
	津山ブックセンター	0868-26-4047
	丸善　岡山シンフォニービル店	086-233-4640
広島	井上書店	082-254-5252
	紀伊國屋書店　広島店	082-225-3232
	紀伊国屋書店　ゆめタウン広島店	082-250-6100
	ジュンク堂書店　広島駅前店	082-568-3000
	神陵文庫　広島営業所	082-232-6007
	広島大学生協　霞店	082-257-5943
	フタバ図書　TERA 広島府中店	082-561-0771
	フタバ図書　MEGA	082-830-0601
	MARUZEN　広島店	082-504-6210
山口	井上書店　宇部店	0836-34-3424
	山口大学生協　医心館ショップ	0836-22-5067

＜四　国＞

徳島	紀伊國屋書店　徳島店	088-602-1611
	久米書店	088-623-1334
	久米書店　徳島大前店	088-632-2663
	徳島大学生協　蔵本店	088-633-0691
香川	ジュンク堂書店　高松店	087-832-0170
	宮脇書店　本店	087-851-3733
	宮脇書店　香川大学医学部店	087-898-4654
	宮脇書店　総本店	0878-23-3152
愛媛	紀伊國屋書店　いよてつ高島屋店	089-932-0005
	ジュンク堂書店　松山店	089-915-0075
	新丸三書店	089-955-7381
	新丸三書店　愛媛大医学部店	089-964-1652
	宮脇書店　新居浜本店	0897-31-0586
高知	金高堂　本店	088-822-0161
	金高堂　高知大学医学部店	088-866-1461

＜九州・沖縄＞

福岡	井上書店　小倉店	093-533-5005
	喜久屋書店　小倉店	093-514-1400
	紀伊國屋書店　久留米店	0942-45-7170
	紀伊國屋書店　福岡本店	092-434-3100
	紀伊國屋書店　ゆめタウン博多店	092-643-6721
	九州神陵文庫　本社	092-641-5555
	九州神陵文庫　久留米大学医学部店	0942-34-8660
	九州神陵文庫　福岡大学医学部店	092-801-1011
	九州大学生協　医系書籍部	092-651-7134
	ジュンク堂書店　福岡店	092-738-3322
	白石書店　産業医科大学売店	093-693-8300
	ブックセンタークエスト小倉本店	093-522-3912
	MARUZEN　博多店	092-413-5401
佐賀	紀伊國屋書店　佐賀医大ブックセンター	0952-30-0652
	紀伊國屋書店　佐賀店	0952-36-8171
長崎	紀伊國屋書店　長崎店	095-811-4919
	長崎大学生協　医学部店	095-849-7159
熊本	九州神陵文庫　熊本大学医学部病院店	096-373-5884
	金龍堂書店　まるぶん店	096-356-4733
	熊本大学生協　医学店	096-373-5433
	蔦屋書店　熊本三年坂店	096-212-9111
大分	紀伊國屋書店　大分店	097-552-6100
	九州神陵文庫　大分営業所	097-549-3133
	九州神陵文庫　大分大学医学部店	097-549-4881
	ジュンク堂書店　大分店	097-536-8181
	明林堂書店　大分本店	097-573-3400
宮崎	メディカル田中	0985-85-2976
鹿児島	鹿児島大学生協　桜ヶ丘店	099-265-4574
	紀伊國屋書店　鹿児島店	099-812-7000
	九州神陵文庫　鹿児島営業所	099-225-6668
	ジュンク堂書店　鹿児島店	099-216-8838
	ブックスミスミ　オプシア	099-813-7012
沖縄	琉球光和考文堂	098-945-5050
	ジュンク堂書店　那覇店	098-860-7175

プライマリケアと救急を中心とした総合誌

レジデントノート

定価（本体2,000円＋税）

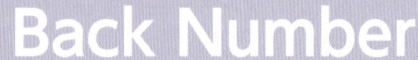
Back Number

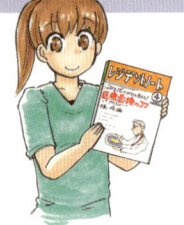

お買い忘れの号はありませんか？
すべての号がお役に立ちます！

2018年5月号（Vol.20 No.3）

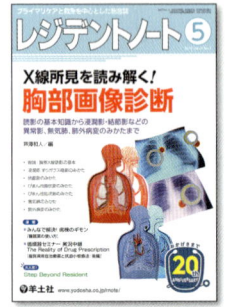

X線所見を読み解く！
胸部画像診断

読影の基本知識から
浸潤影・結節影などの異常影、
無気肺、肺外病変のみかたまで

編集／芦澤和人

2018年4月号（Vol.20 No.1）

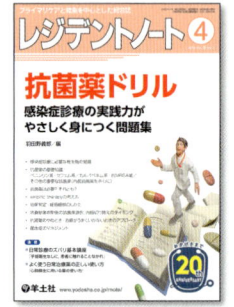

抗菌薬ドリル

感染症診療の実践力が
やさしく身につく問題集

編集／羽田野義郎

2018年3月号（Vol.19 No.18）

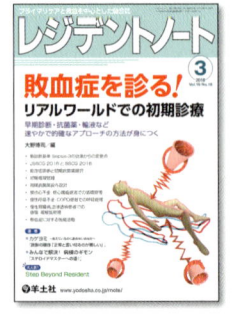

敗血症を診る！
リアルワールドでの
初期診療

早期診断・抗菌薬・輸液など
速やかで的確なアプローチの
方法が身につく

編集／大野博司

2018年2月号（Vol.19 No.16）

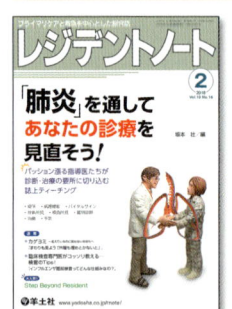

「肺炎」を通して
あなたの診療を
見直そう！

パッション漲る指導医たちが
診断・治療の要所に切り込む
誌上ティーチング

編集／坂本　壮

2018年1月号（Vol.19 No.15）

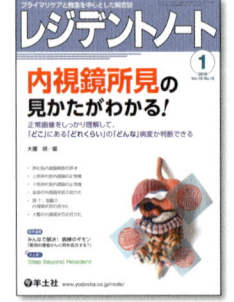

内視鏡所見の
見かたがわかる！

正常画像をしっかり理解して、
「どこ」にある「どれくらい」の
「どんな」病変か判断できる

編集／大圃　研

2017年12月号（Vol.19 No.13）

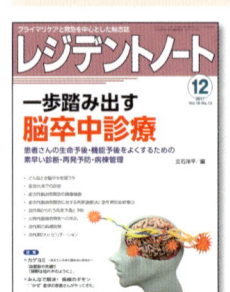

一歩踏み出す
脳卒中診療

患者さんの生命予後・機能予後を
よくするための素早い診断・
再発予防・病棟管理

編集／立石洋平

2017年11月号 （Vol.19 No.12）

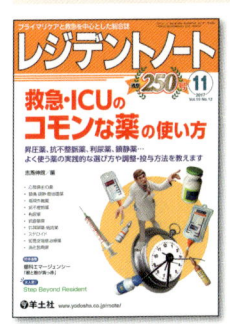

救急・ICUの
コモンな薬の使い方

昇圧薬、抗不整脈薬、利尿薬、
鎮静薬…よく使う薬の実践的な選び方
や調整・投与方法を教えます

編集／志馬伸朗

通巻250号

2017年10月号 （Vol.19 No.10）

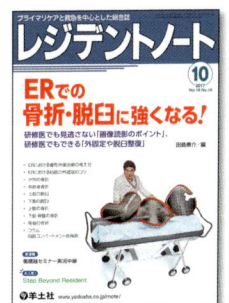

ERでの骨折・脱臼に
強くなる！

研修医でも見逃さない
「画像読影のポイント」、
研修医でもできる
「外固定や脱臼整復」

編集／田島康介

2017年9月号 （Vol.19 No.9）

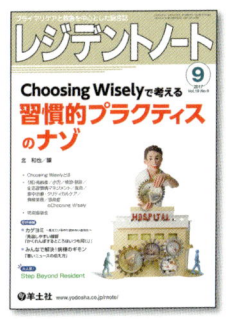

Choosing Wisely
で考える
習慣的プラクティス
のナゾ

編集／北　和也

2017年8月号 （Vol.19 No.7）

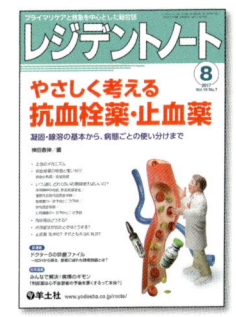

やさしく考える
抗血栓薬・止血薬

凝固・線溶の基本から、
病態ごとの使い分けまで

編集／神田善伸

2017年7月号 （Vol.19 No.6）

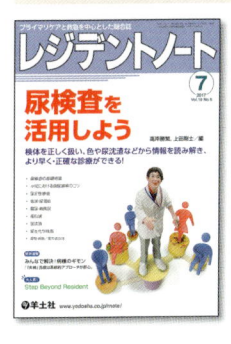

尿検査を活用しよう

検体を正しく扱い、
色や尿沈渣などから情報を読み解き、
より早く・正確な診療ができる！

編集／高岸勝繁，上田剛士

2017年6月号 （Vol.19 No.4）

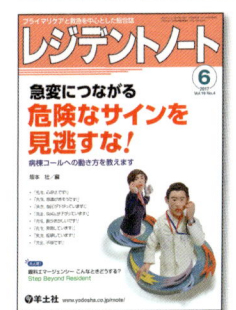

急変につながる
危険なサインを
見逃すな！

病棟コールへの動き方を教えます

編集／坂本　壮

以前の号はレジデントノートHPにてご覧ください ▶ www.yodosha.co.jp/rnote/

バックナンバーのご購入は，今すぐ！

● お近くの書店で：レジデントノート取扱書店
（小社ホームページをご覧ください）

● ホームページから
www.yodosha.co.jp/

● 小社へ直接お申し込み
TEL　03-5282-1211 （営業）
FAX 03-5282-1212

※ 年間定期購読もおすすめです！

レジデントノート 電子版 バックナンバー

現在市販されていない号を含む，
レジデントノート月刊 既刊誌の
創刊号〜2014年度発行号までを，
電子版（PDF）にて取り揃えております．

・購入後すぐに閲覧可能　・Windows/Macintosh/iOS/Android 対応

詳細はレジデントノートHPにてご覧ください

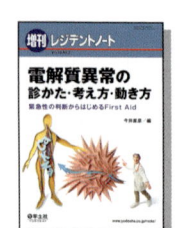
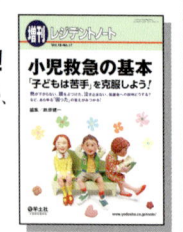
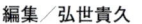
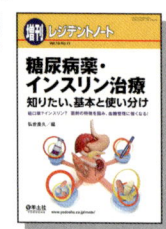
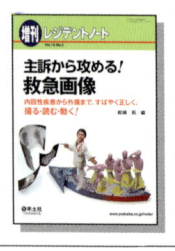
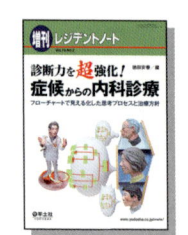
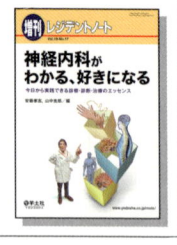
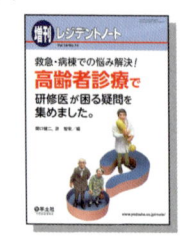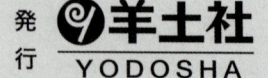

レジデントノート

次号 **7** 月号 予告
（Vol.20 No.6）2018 年 7 月 1 日発行

特　集

血液ガス分析を
もっとフレンドリーに使いこなす！（仮題）

編集／古川力丸（弘仁会板倉病院 救急診療部），**丹正勝久**（小豆畑病院）

血液ガス分析は，研修医の先生方もよく行う検査の1つであるかと思います．手軽に行える一方，値を計算したり，解釈を患者さんの病態と結びつけることが難しいという声をよく伺います．7月号では気軽に，シンプルに血液ガス分析を使いこなせるよう代表的な症例を提示し，数式を最小限にした値の読み解き方をご解説いただきます．

《総論》
1）血ガスが読めるようになるために〜酸塩基平衡の基礎……………丹正勝久
《各論》
2）総合内科的血ガス ………………………………………………小松孝行
3）腎臓内科的血ガス ………………………………………………村田真理絵
4）呼吸器内科的血ガス ……………………………………………倉原　優
5）循環器内科的血ガス ……………………………………………川上大裕
6）救急医的血ガス …………………………………………………古川力丸
《コラム》
1）こんなとき，血ガス ……………………………………………田中竜馬
2）獣医領域でも，血ガス？ ………………………………………塗木貴臣
3）体外循環と血ガス ………………………………………………松井孝拓
4）血液浄化療法と血ガス …………………………………………小尾口邦彦
5）人工呼吸器と血ガス ……………………………………………上岡晃一
6）麻酔科領域の血ガス ……………………………………………尾﨑孝平

連　載

新連載 臨床力と画像診断力から迫る呼吸器疾患へのアプローチ（仮題）
………………… 執筆／藤田次郎〔琉球大学大学院 感染症・呼吸器・消化器内科学（第一内科）〕
監修／宮城征四郎（群星沖縄卒後臨床研修センター）
その他

● 「レジデントノート」へのご感想・ご意見・ご要望をお聞かせください！

読者の皆さまからのご意見を誌面に反映させ，より日常診療に役立つ誌面作りをしていきたいと存じております．小社ホームページにてアンケートを実施していますので，ぜひご意見をお寄せください．アンケートにお答え下さった方のなかから抽選でプレゼントも実施中です！

レジデントノート購入のご案内

これからも臨床現場での「困った!」「知りたい!」に答えていきます!

年間定期購読 (送料無料)

● 通常号 (月刊2,000円×12冊)
  ……………… 定価 (本体24,000円+税)

● 通常号+増刊号
  (月刊2,000円×12冊+増刊4,700円×6冊)
  ……………… 定価 (本体52,200円+税)

● 通常号+ WEB版 ※1
  ……………… 定価 (本体27,600円+税)

● 通常号+ WEB版 ※1 +増刊号
  ……………… 定価 (本体55,800円+税)

※1 WEB版は通常号のみのサービスとなります
※2 海外からのご購読は送料実費となります

便利でお得な年間定期購読をぜひご利用ください!

✓送料無料※2
✓最新号がすぐ届く!
✓お好きな号からはじめられる!
✓WEB版でより手軽に!

下記でご購入いただけます

● お近くの書店で
  レジデントノート取扱書店 (小社ホームページをご覧ください)
● ホームページから または 小社へ直接お申し込み
  www.yodosha.co.jp
  TEL 03-5282-1211 (営業) FAX 03-5282-1212

◆ 訂正 ◆

下記におきまして,訂正箇所がございました.訂正し,お詫び申し上げます.
レジデントノート 2018年5月号 Vol.20 No.3
● 連載「みんなで解決! 病棟のギモン」427頁:表2
  上から11個目の薬剤「ニメタゼパム (エリミン®)」につきまして,
  2015年に販売中止となっておりました.
お手数ではございますが,お手持ちの本に訂正箇所を書き込んでお使いいただきますようお願い申し上げます.

レジデントノート

Vol. 20 No. 4 2018 〔通巻260号〕
2018年6月1日発行 第20巻 第4号
ISBN978-4-7581-1608-4
定価 本体2,000円+税 (送料実費別途)

年間購読料
  24,000円+税 (通常号12冊,送料弊社負担)
  52,200円+税 (通常号12冊,増刊6冊,送料弊社負担)
郵便振替 00130-3-38674

© YODOSHA CO., LTD. 2018
Printed in Japan

発行人	一戸裕子
編集人	久本容子
副編集人	保坂早苗
編集スタッフ	田中桃子, 遠藤圭介 清水智子, 伊藤 駿
広告営業・販売	菅野英昭, 加藤 愛, 中村恭平
発行所	株式会社 羊 土 社
	〒101-0052 東京都千代田区神田小川町2-5-1 TEL 03 (5282) 1211 / FAX 03 (5282) 1212 E-mail eigyo@yodosha.co.jp URL www.yodosha.co.jp/
印刷所	株式会社 平河工業社
広告申込	羊土社営業部までお問い合わせ下さい.

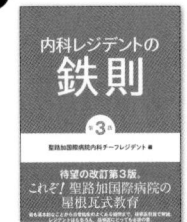
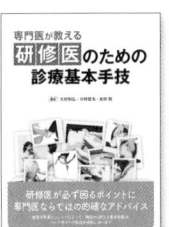
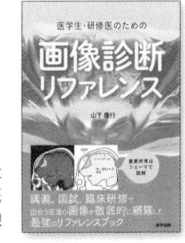
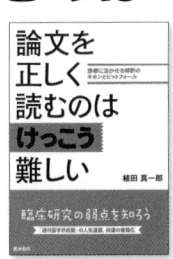

「研修ノート」シリーズ

シリーズ総監修　自治医科大学学長　永井　良三

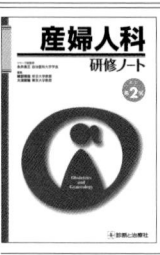

産婦人科研修ノート　（改訂第2版）

編集　帝京大学教授　綾部　琢也
　　　東京大学教授　大須賀　穣

産婦人科専攻医を対象に，マスターすべき産婦人科の知識はもちろん，医師としての心構えや患者，スタッフとのコミュニケーション，各種書類の書き方まで，臨床現場で役立つ147のエッセンスをまとめた．また，医師の経験談やアドバイスをコラムとして72本収録．最新の情報を盛り込み，5年ぶりに全面改訂．

●A5判・608頁・定価（本体7,000円+税）　ISBN978-4-7878-2037-2

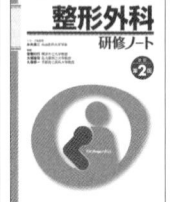

眼科研修ノート　（改訂第2版）

編集　慶應義塾大学教授　坪田　一男
　　　京都府立医科大学教授　木下　茂
　　　岐阜大学教授　山本　哲也
　　　東京医科大学教授　後藤　浩
　　　筑波大学教授　大鹿　哲郎
　　　熊本大学教授　谷原　秀信

研修医，若手医師を対象に，知っておくべき検査手技，眼疾患，眼光学の基礎はもちろんのこと，眼科医としての心構えや患者・スタッフとのコミュニケーション，社会的知識と制度，カルテの書き方まで，臨床現場で役立つ112のエッセンスを詳説．付録として，眼科で使用頻度の高い点眼薬・内服薬の薬剤一覧，眼科医が覚えておくべき略語一覧なども収録．

●A5判・602頁・定価（本体8,200円+税）　ISBN978-4-7878-2174-4

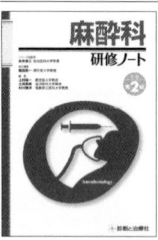

整形外科研修ノート　（改訂第2版）

編集　横浜市立大学教授　齋藤　知行
　　　名古屋市立大学教授　大塚　隆信
　　　京都府立医科大学教授　久保　俊一

整形外科医を志す研修医，若手医師を対象に，医師としての心構えから検査・疾患・手技手術，書類の書き方まで臨床現場で役立つエッセンスを詳説．待望の改訂版．

●A5判・816頁・定価（本体8,800円+税）　ISBN978-4-7878-2209-3

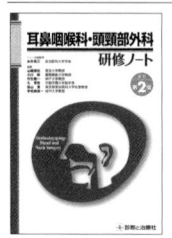

麻酔科研修ノート　（改訂第2版）

責任編集　順天堂大学教授　稲田　英一
編集　鹿児島大学教授　上村　裕一
　　　金沢医科大学教授　土田　英昭
　　　福島県立医科大学教授　村川　雅洋

麻酔科専門医を志す後期研修医・および指導医が主な読者対象．キーとなる麻酔手技，周術期合併症，危機管理，術式別麻酔ポイントなど，麻酔科医なら知っておきたい臨床現場のエッセンスを余すところなく収載．待望の改訂第2版．

●A5判・688頁・定価（本体7,200円+税）　ISBN978-4-7878-2046-4

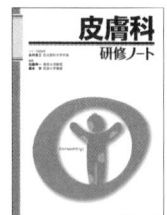

耳鼻咽喉科・頭頸部外科研修ノート　（改訂第2版）

編集　東京大学教授　山岨　達也
　　　慶應義塾大学教授　小川　郁
　　　神戸大学教授　丹生　健一
　　　京都学園大学副学長　久　育男
　　　東京慈恵会医科大学名誉教授　森山　寛
　　　信州大学教授　宇佐美真一

耳鼻咽喉科・頭頸部外科医を志す研修医・若手医師を対象に，心構えから解剖・検査・疾患・手術，書類の書き方や最新トピックスまでを網羅．臨床現場で役立つ164項目を収録．第2版では新たに，専門医，国際学会，留学，アレルギー性鼻炎，Baha，咽頭癌手術，手術支援機器，小児聴覚障害，頭頸部癌，分子標的薬，遺伝カウンセリング，指定難病医療費補助制度，感染症届出基準，漢方薬，検査・周術期，妊産婦の項目が加わりさらに充実．

●A5判・672頁・定価（本体7,500円+税）　ISBN978-4-7878-2239-0

皮膚科研修ノート

編集　東京大学教授　佐藤　伸一
　　　筑波大学教授　藤本　学

皮膚科医が知っておくべき心得や勉強法・コミュニケーションなどの基本姿勢から，皮膚の構造や病理組織などの基礎知識，臨床で活かせる検査手技・治療法，社会的知識と制度，各種書類の書き方まで網羅した研修医・若手医師必携の書．付録として皮膚科領域の代表的薬剤一覧を収載．

●A5判・712頁・定価（本体8,800円+税）　ISBN978-4-7878-2134-8

since 1914　診断と治療社

〒100-0014　東京都千代田区永田町2-14-2山王グランドビル4F
電話 03（3580）2770　FAX 03（3580）2776
http://www.shindan.co.jp/
E-mail:eigyobu@shindan.co.jp

（17.01）

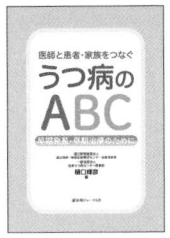
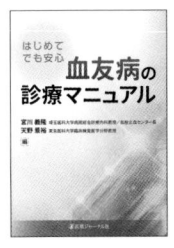
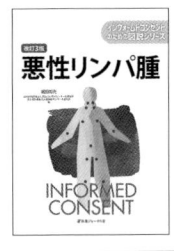
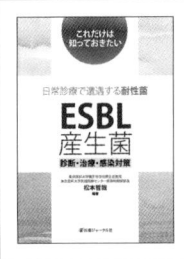
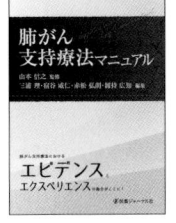
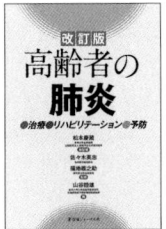

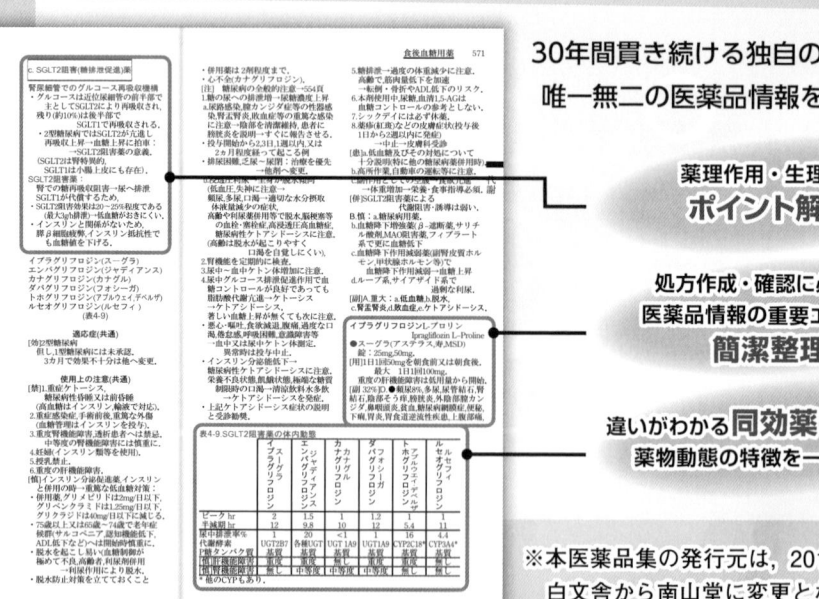

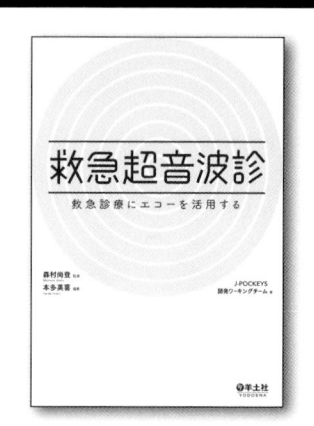
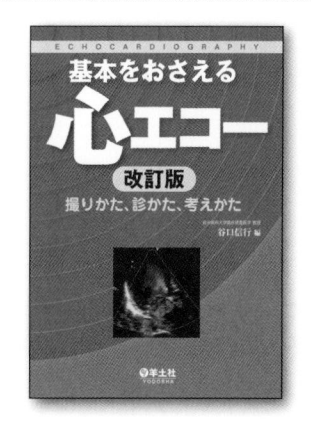

レジデントノート 6月号

掲載広告 INDEX

■ 企業

（株）油井コンサルティング ………… 表2

第一三共（株）………………… 表4

メディカル・サイエンス・インターナショナル
……………… 568, 572, 578, 582

（株）リンクスタッフ ……………… 588

医学書院……………………………… 後付1

診断と治療社……………………… 後付2

医薬ジャーナル社………………… 後付3

南山堂……………………………… 後付4

■ 病院

健和会大手町病院……………………… 表3

名瀬徳洲会病院………………………… 484

宇治徳洲会病院………………………… 486

日本医科大学付属病院 救急・総合診療
センター…………………………… 493

野崎徳洲会病院附属研究所…………… 502